表0-1　コドン表

	2番目								
1番目	U		C		A		G		3番目
U	UUU	フェニルアラニン	UCU	セリン	UAU	チロシン	UGU	システイン	U
	UUC		UCC		UAC		UGC		C
	UUA	ロイシン	UCA		UAA	停止	UGA	停止	A
	UUG		UCG		UAG		UGG	トリプトファン	G
C	CUU	ロイシン	CCU	プロリン	CAU	ヒスチジン	CGU	アルギニン	U
	CUC		CCC		CAC		CGC		C
	CUA		CCA		CAA	グルタミン	CGA		A
	CUG		CCG		CAG		CGG		G
A	AUU	イソロイシン	ACU	トレオニン	AAU	アスパラギン	AGU	セリン	U
	AUC		ACC		AAC		AGC		C
	AUA		ACA		AAA	リジン	AGA	アルギニン	A
	AUG	メチオニン・開始	ACG		AAG		AGG		G
G	GUU	バリン	GCU	アラニン	GAU	アスパラギン酸	GGU	グリシン	U
	GUC		GCC		GAC		GGC		C
	GUA		GCA		GAA	グルタミン酸	GGA		A
	GUG		GCG		GAG		GGG		G

出典: http://nsgene-lab.jp/expression/genetic_code/より作成

A（アデニン）、G（グアニン）、C（シトシン）、U（ウラシル）の四種類の塩基の組み合わせで、アミノ酸の種類が決まる。その塩基の組み合わせを表にしたのがコドン表である。アミノ酸がつながることで、生物を構成するタンパク質がつくられる。(☞P44、P68)

での変異

Non-synonymous																												
S1																												
				Y144-																								
				Y144-																								
				Y144-																								
				Y144-																								
																D215G		L241-	L242-	A243-								
																D215G		L241-	L242-	A243-								
																D215G		L241-	L242-	A243-								
																D215G		L241-	L242-	A243-								
																D215G		L241-	L242-	A243-								
	D138Y								R190S																			
	D138Y								R190S																			
	D138Y								R190S																			
	D138Y								R190S																			
		G142D				E156-	F157-	R158G									A222V											
		G142D				E156-	F157-	R158G									A222V											
		G142D				E156-	F157-	R158G									A222V											
		G142D				E156-	F157-	R158G									A222V											
		G142D				E156-	F157-	R158G									A222V											
																					R246-	S247-	Y248-	L249-	T250-	P251-	G252-	D253N
																					R246-	S247-	Y248-	L249-	T250-	P251-	G252-	D253N
																					R246-	S247-	Y248-	L249-	T250-	P251-	G252-	D253N
																					R246-	S247-	Y248-	L249-	T250-	P251-	G252-	D253N
T95I				Y144S	Y145N																							
T95I				Y144S	Y145N																							
T95I				Y144S	Y145N																							
T95I				Y144S	Y145N																							
T95I				Y144S	Y145N																							
T95I		G142D	V143-	Y144-	Y145-					N211-	L212I		215ins. EPE															
T95I		G142D	V143-	Y144-	Y145-					N211-	L212I		215ins. EPE															
T95I		G142D	V143-	Y144-	Y145-					N211-	L212I		215ins. EPE															
T95I		G142D	V143-	Y144-	Y145-					N211-	L212I		215ins. EPE															
T95I		G142D	V143-	Y144-	Y145-					N211-	L212I		215ins. EPE															
T95I		G142D	V143-	Y144-	Y145-					N211-	L212I		215ins. EPE															
		G142D										V213G																
		G142D										V213G																
		G142D										V213G																
		G142D										V213G																

Non-synonymous																								Synonymous
										S2														
		N501Y			A570D	D614G			P681H		T716I									S982A		D1118H		
		N501Y			A570D	D614G			P681H		T716I									S982A		D1118H		
		N501Y			A570D	D614G			P681H		T716I									S982A		D1118H		
		N501Y			A570D	D614G			P681H		T716I									S982A		D1118H		
		N501Y				D614G				A701V														
		N501Y				D614G				A701V														
		N501Y				D614G				A701V														
		N501Y				D614G				A701V														
		N501Y				D614G				A701V														
		N501Y				D614G	H655Y														T1027I		V1176F	c23380u
		N501Y				D614G	H655Y														T1027I		V1176F	
		N501Y				D614G	H655Y														T1027I		V1176F	
		N501Y				D614G	H655Y														T1027I		V1176F	
						D614G			P681R							D950N								
						D614G			P681R							D950N								c21622u
						D614G			P681R							D950N								c21622u
						D614G			P681R							D950N								
						D614G			P681R							D950N								
						D614G									T859N									c23731u
						D614G									T859N									c23731u
						D614G									T859N									c23731u
						D614G									T859N									c23731u
		N501Y				D614G			P681H							D950N								
		N501Y				D614G			P681H							D950N								
		N501Y				D614G			P681H							D950N								t22384a
		N501Y				D614G			P681H							D950N								t22384a
		N501Y				D614G			P681H							D950N								t22384a
G496S	Q498R	N501Y	Y505H	T547K		D614G	H655Y	N679K	P681H			N764K	D796Y	N856K			Q954H	N969K	L981F					c25000u
G496S	Q498R	N501Y	Y505H	T547K		D614G	H655Y	N679K	P681H			N764K	D796Y	N856K			Q954H	N969K	L981F					c25000u
G496S	Q498R	N501Y	Y505H	T547K		D614G	H655Y	N679K	P681H			N764K	D796Y	N856K			Q954H	N969K	L981F					c25000u
G496S	Q498R	N501Y	Y505H	T547K		D614G	H655Y	N679K	P681H			N764K	D796Y	N856K			Q954H	N969K	L981F					c25000u
G496S	Q498R	N501Y	Y505H	T547K		D614G	H655Y	N679K	P681H			N764K	D796Y	N856K			Q954H	N969K	L981F					c25000u
G496S	Q498R	N501Y	Y505H	T547K		D614G	H655Y	N679K	P681H			N764K	D796Y	N856K			Q954H	N969K	L981F					c25000u
	Q498R	N501Y	Y505H			D614G	H655Y	N679K	P681H			N764K	D796Y				Q954H	N969K						c25000u
	Q498R	N501Y	Y505H			D614G	H655Y	N679K	P681H			N764K	D796Y				Q954H	N969K						c22792u, c25000u
	Q498R	N501Y	Y505H			D614G	H655Y	N679K	P681H			N764K	D796Y				Q954H	N969K						c22792u, c25000u
	Q498R	N501Y	Y505H			D614G	H655Y	N679K	P681H			N764K	D796Y				Q954H	N969K						c25000u

着色されている部分は、アミノ酸置換、欠失変異、挿入変異を表している。新型コロナウイルスの変異体は著しく「非同義置換（Non-synonymous)」に偏っており、それぞれの変異体には連続性が見られない（☞P60、P75、P77、P78）

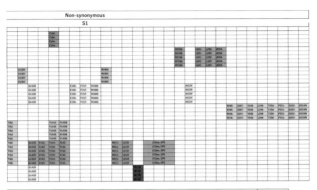

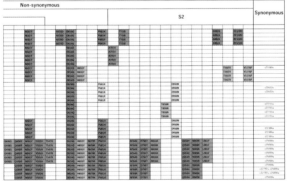

図0-1 各変異株のスパイクタンパク

Variant	Definition	Accession No.														
	SARS-CoV-2_Wuhan-Hu-1	GenBank: NC_045512.2														
1	SARS-CoV-2_human_ITA_CL19R_2020	GenBank: MW423686.2										H69-	V70-			
	SARS-CoV-2_human_USA_CA-CDC-STM-P017_2020	GenBank: MW430966.1										H69-	V70-			
	SARS-CoV-2_human_USA_CA-CDC-STM-P019_2020	GenBank: MW430967.1										H69-	V70-			
	SARS-CoV-2_human_USA_CO-CDPHE-2100156850_2020	GenBank: MW422256.1										H69-	V70-			
2	SARS-CoV-2_human_GHA_nmimr-SARS-CoV-2-TRA-201_2021	GenBank: MW598419.1														D80A
	SARS-CoV-2_human_USA_SC-CDC-LC0010408_2021	GenBank: MW667552.1														D80A
	SARS-CoV-2_human_USA_NC-CDC-LC0010422_2021	GenBank: MW667553.1														D80A
	SARS-CoV-2_human_USA_MD-CDC-LC0015987_2021	GenBank: MW721502.1														D80A
	SARS-CoV-2_human_USA_NC-CDC-LC0016056_2021	GenBank: MW721504.1														D80A
3	SARS-CoV-2_human_USA_MN-MDH-2399_2021	GenBank: MW520923.1	L18F		T20N			P26S								
	SARS-CoV-2_human_ITA_ABR-IZSGC-TE30939_2021	GenBank: MW642248.1	L18F		T20N			P26S								
	SARS-CoV-2_human_ITA_ABR-IZSGC-TE30964_2021	GenBank: MW642249.1	L18F		T20N			P26S								
	SARS-CoV-2_human_ITA_ABR-IZSGC-TE30968_2021	GenBank: MW642250.1	L18F		T20N			P26S								
4	SARS-CoV-2_human_USA_CA-CDC-LC0056316_2021	GenBank: MZ182066.1		T19R												
	SARS-CoV-2_human_USA_FL-CDC-FG-029410_2021	GenBank: MZ155303.1		T19R												
	SARS-CoV-2_human_USA_FL-CDC-FG-029674_2021	GenBank: MZ155230.1		T19R												
	SARS-CoV-2_human_USA_MA-MASPHL-03599_2021	GenBank: MZ170364.1		T19R												
	SARS-CoV-2_human_USA_NJ-CDC-LC0054029_2021	GenBank: MZ179869.1		T19R												
5	SARS-CoV-2_human_USA_FL-CDC-QDX21609207_2021	GenBank: MW666666.1												G75V	T76I	
	SARS-CoV-2_human_USA_FL-CDC-QDX22962355_2021	GenBank: MW696612.1												G75V	T76I	
	SARS-CoV-2_human_USA_FL-CDC-QDX22120927_2021	GenBank: MW699217.1												G75V	T76I	
	SARS-CoV-2_human_USA_MD-MDH-0957_2021	GenBank: MW644498.1												G75V	T76I	
6	SARS-CoV-2_human_USA_FL-CDC-2-4653360_2021	GenBank: MZ727706.1														
	SARS-CoV-2_human_USA_JW1506_2021	GenBank: MZ620161.1														
	SARS-CoV-2_human_USA_LA-BIE-LSUH001268_2021	GenBank: MZ637380.1														
	SARS-CoV-2_human_USA_LA-BIE-LSUH001328_2021	GenBank: MZ637401.1														
	SARS-CoV-2_human_USA_RI-CDC-2-4462325_2021	GenBank: MZ780550.1														
7	SARS-CoV-2_human_BEL_rega-20174_2021	GenBank: OL672836.1									A67V	H69-	V70-			
	SARS-CoV-2_human_CAN_ON-NML-249309_2021	GenBank: OL677199.1									A67V	H69-	V70-			
	SARS-CoV-2_human_USA_CA-CDPH-700067789_2022	GenBank: OP769083.1									A67V	H69-	V70-			
	SARS-CoV-2_human_USA_FL-BPHL-16914_2021	GenBank: OL764360.1									A67V	H69-	V70-			
	SARS-CoV-2_human_USA_GA-CDC-STM-YNPP52544_2021	GenBank: OL815447.1									A67V	H69-	V70-			
	SARS-CoV-2_human_USA_TX-HMH-220574858_2021	GenBank: ON762438.1									A67V	H69-	V70-			
8	SARS-CoV-2_human_USA_[illegible]_2022	GenBank: OM233931.1		T19I		L24-	P25-	P26-	A27S							
	SARS-CoV-2_human_USA_[illegible]-CDCBI-CRSP_[illegible]_2021	GenBank: OM072551.1		T19I		L24-	P25-	P26-	A27S							
	SARS-CoV-2_human_USA_MA-CDCBI-CRSP_[illegible]_2021	GenBank: OM072822.1		T19I		L24-	P25-	P26-	A27S							
	SARS-CoV-2_human_USA_[illegible]_2022	GenBank: OM296922.1		T19I		L24-	P25-	P26-	A27S							

Variant	Definition	S1																
		Receptor-binding domain (RBD) 319 – 541																
	SARS-CoV-2_Wuhan-Hu-1																	
1	SARS-CoV-2_human_ITA_CL19R_2020																	
	SARS-CoV-2_human_USA_CA-CDC-STM-P017_2020																	
	SARS-CoV-2_human_USA_CA-CDC-STM-P019_2020																	
	SARS-CoV-2_human_USA_CO-CDPHE-2100156850_2020																	
2	SARS-CoV-2_human_GHA_nmimr-SARS-CoV-2-TRA-201_2021									K417N						E484K		
	SARS-CoV-2_human_USA_SC-CDC-LC0010408_2021									K417N						E484K		
	SARS-CoV-2_human_USA_NC-CDC-LC0010422_2021									K417N						E484K		
	SARS-CoV-2_human_USA_MD-CDC-LC0015987_2021									K417N						E484K		
	SARS-CoV-2_human_USA_NC-CDC-LC0016056_2021									K417N						E484K		
3	SARS-CoV-2_human_USA_MN-MDH-2399_2021									K417T						E484K		
	SARS-CoV-2_human_ITA_ABR-IZSGC-TE30939_2021									K417T						E484K		
	SARS-CoV-2_human_ITA_ABR-IZSGC-TE30964_2021									K417T						E484K		
	SARS-CoV-2_human_ITA_ABR-IZSGC-TE30968_2021									K417T						E484K		
4	SARS-CoV-2_human_USA_CA-CDC-LC0056316_2021												L452R		T478K			
	SARS-CoV-2_human_USA_FL-CDC-FG-029410_2021												L452R		T478K			
	SARS-CoV-2_human_USA_FL-CDC-FG-029674_2021												L452R		T478K			
	SARS-CoV-2_human_USA_MA-MASPHL-03599_2021												L452R		T478K			
	SARS-CoV-2_human_USA_NJ-CDC-LC0054029_2021												L452R		T478K			
5	SARS-CoV-2_human_USA_FL-CDC-QDX21609207_2021												L452Q				F490S	
	SARS-CoV-2_human_USA_FL-CDC-QDX22962355_2021												L452Q				F490S	
	SARS-CoV-2_human_USA_FL-CDC-QDX22120927_2021												L452Q				F490S	
	SARS-CoV-2_human_USA_MD-MDH-0957_2021												L452Q				F490S	
6	SARS-CoV-2_human_USA_FL-CDC-2-4653360_2021		R346K													E484K		
	SARS-CoV-2_human_USA_JW1506_2021		R346K													E484K		
	SARS-CoV-2_human_USA_LA-BIE-LSUH001268_2021		R346K													E484K		
	SARS-CoV-2_human_USA_LA-BIE-LSUH001328_2021		R346K													E484K		
	SARS-CoV-2_human_USA_RI-CDC-2-4462325_2021		R346K													E484K		
7	SARS-CoV-2_human_BEL_rega-20174_2021	G339D		S371L	S373P	S375F				K417N	N440K	G446S		S477N	T478K	E484A		Q493R
	SARS-CoV-2_human_CAN_ON-NML-249309_2021	G339D		S371L	S373P	S375F				K417N	N440K	G446S		S477N	T478K	E484A		Q493R
	SARS-CoV-2_human_USA_CA-CDPH-700067789_2022	G339D		S371L	S373P	S375F				K417N	N440K	G446S		S477N	T478K	E484A		Q493R
	SARS-CoV-2_human_USA_FL-BPHL-16914_2021	G339D		S371L	S373P	S375F				K417N	N440K	G446S		S477N	T478K	E484A		Q493R
	SARS-CoV-2_human_USA_GA-CDC-STM-YNPP52544_2021	G339D		S371L	S373P	S375F				K417N	N440K	G446S		S477N	T478K	E484A		Q493R
	SARS-CoV-2_human_USA_TX-HMH-220574858_2021	G339D		S371L	S373P	S375F				K417N	N440K	G446S		S477N	T478K	E484A		Q493R
8	SARS-CoV-2_human_USA_[illegible]_2022	G339D		S371F	S373P	S375F	T376A	D405N	R408S	K417N	N440K			S477N	T478K	E484A		Q493R
	SARS-CoV-2_human_USA_[illegible]-CDCBI-CRSP_[illegible]_2021	G339D		S371F	S373P	S375F	T376A	D405N	R408S	K417N	N440K			S477N	T478K	E484A		Q493R
	SARS-CoV-2_human_USA_MA-CDCBI-CRSP_[illegible]_2021	G339D		S371F	S373P	S375F	T376A	D405N	R408S	K417N	N440K			S477N	T478K	E484A		Q493R
	SARS-CoV-2_human_USA_[illegible]_2022	G339D		S371F	S373P	S375F	T376A	D405N	R408S	K417N	N440K			S477N	T478K	E484A		Q493R

1　アルファ
2　ベータ
3　ガンマ
4　デルタ
5　ラムダ
6　ミュー
7　オミクロン BA.1
8　オミクロン BA.2

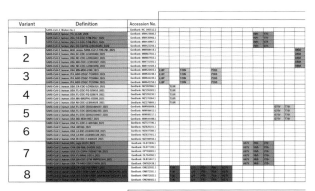

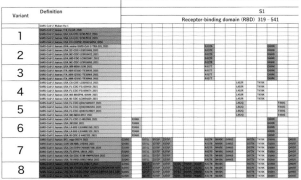

見られたシステマティックな復帰突然変異

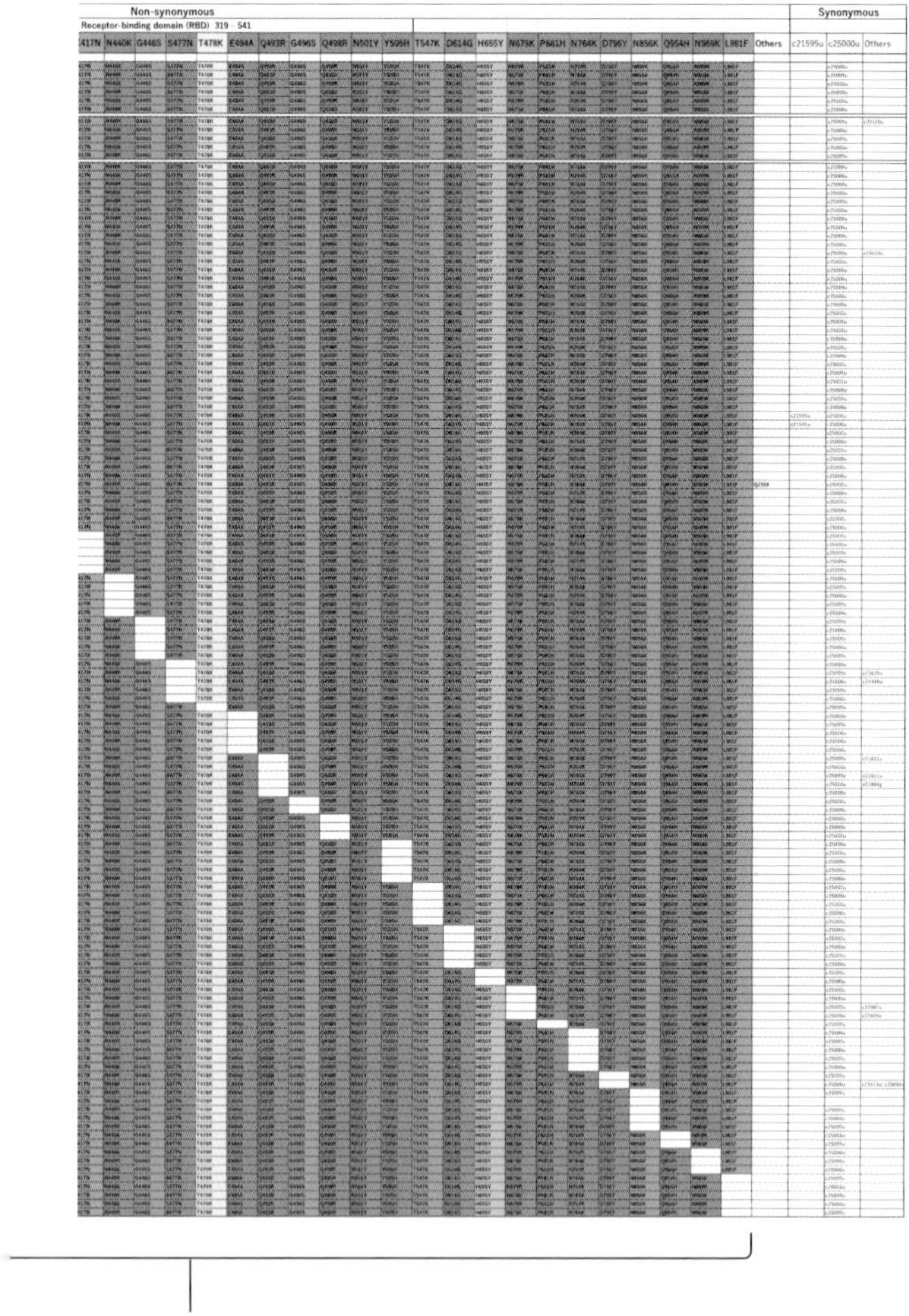

色の着いたところがオミクロン BA.1 および BA.1.1 のもつアミノ酸の変異
色のない（白）ところが武漢型のアミノ酸

図0-2　BA.1に

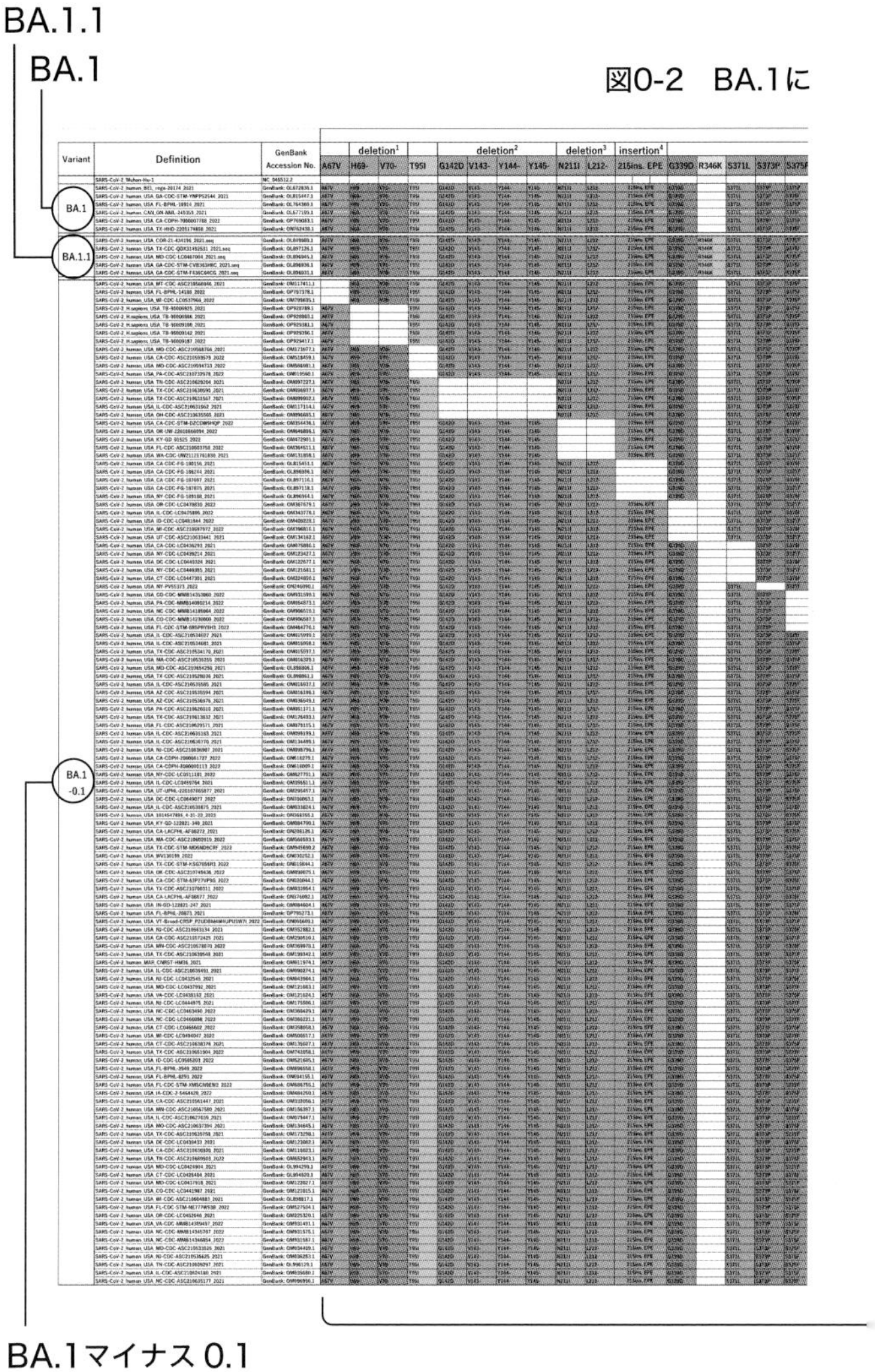

オミクロン変異体の一種であるBA.1に、武漢型に一つだけアミノ酸配列を戻した変異体のセット（BA.1マイナス0.1）が観察された（☞P80、P85）

見られたシステマティックな復帰突然変異

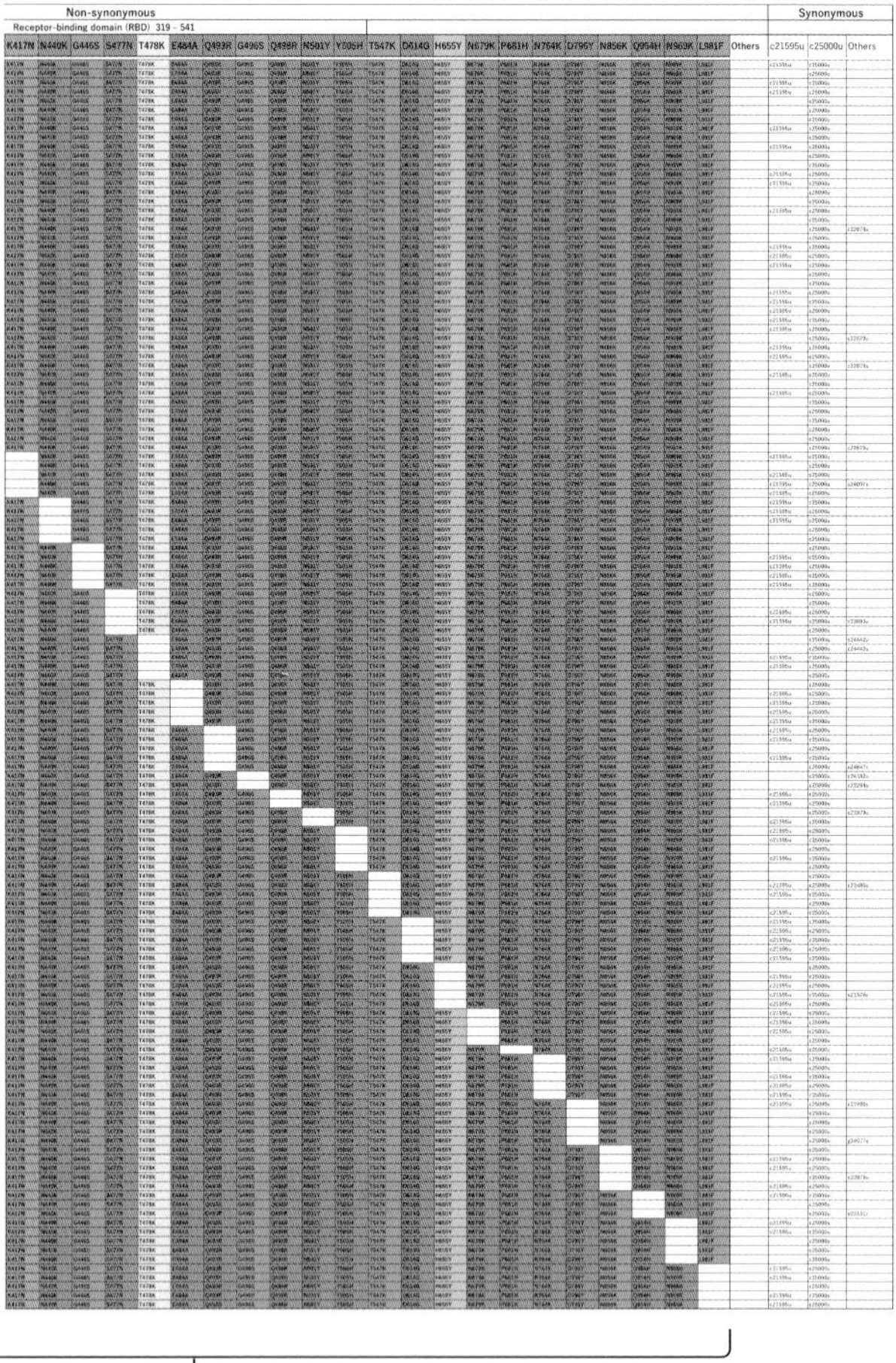

色の着いたところがオミクロン BA.1.1 のもつアミノ酸の変異
色のない（白）ところが武漢型のアミノ酸

図0-3　BA.1.1に

BA.1.1マイナス 0.1

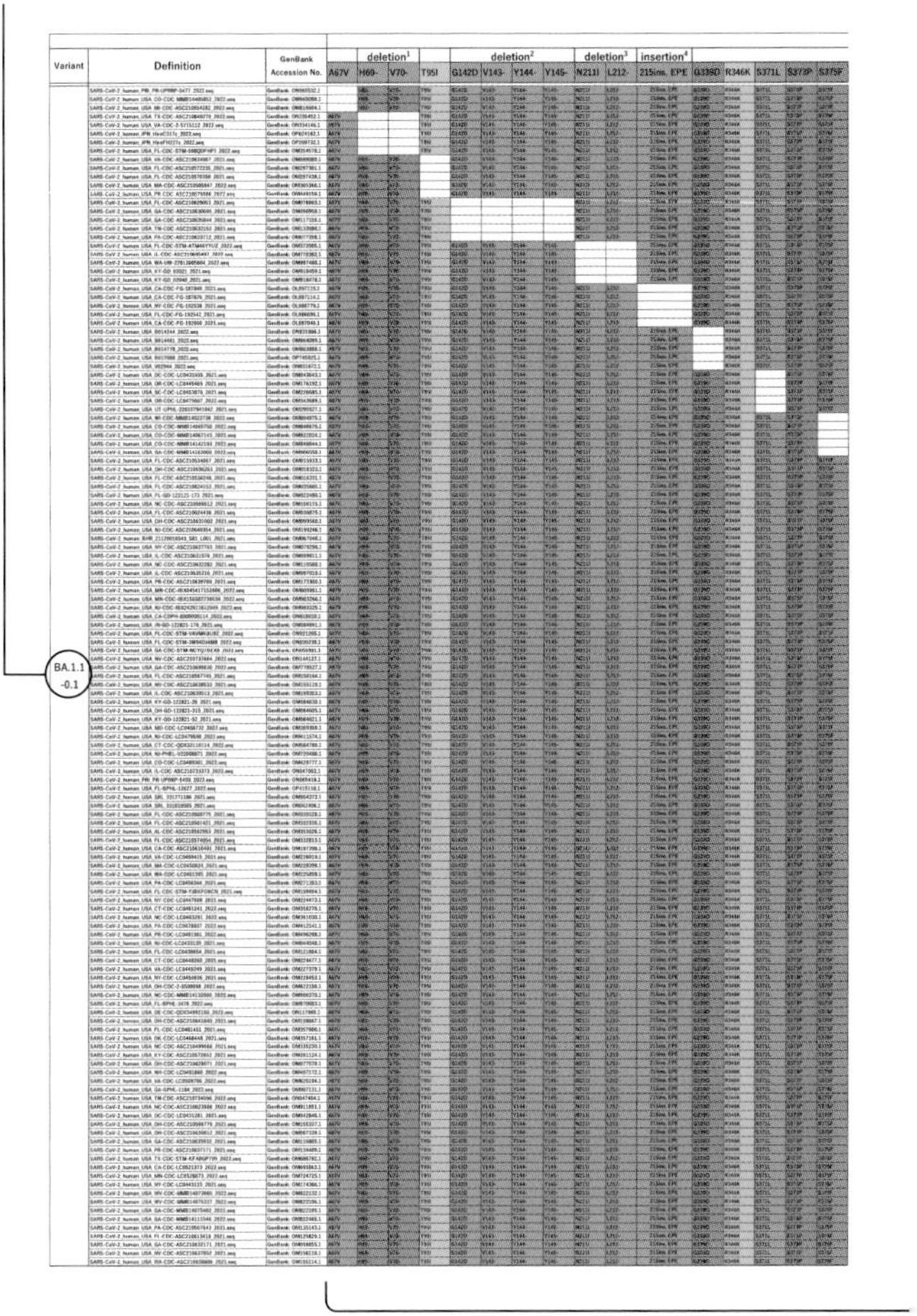

オミクロン変異体の一種であるBA.1.1にも、武漢型に一つだけアミノ酸配列を戻した変異体のセット（BA1.1マイナス0.1）が観察された（☞P84、P85）

図 0-4　全国の死者数

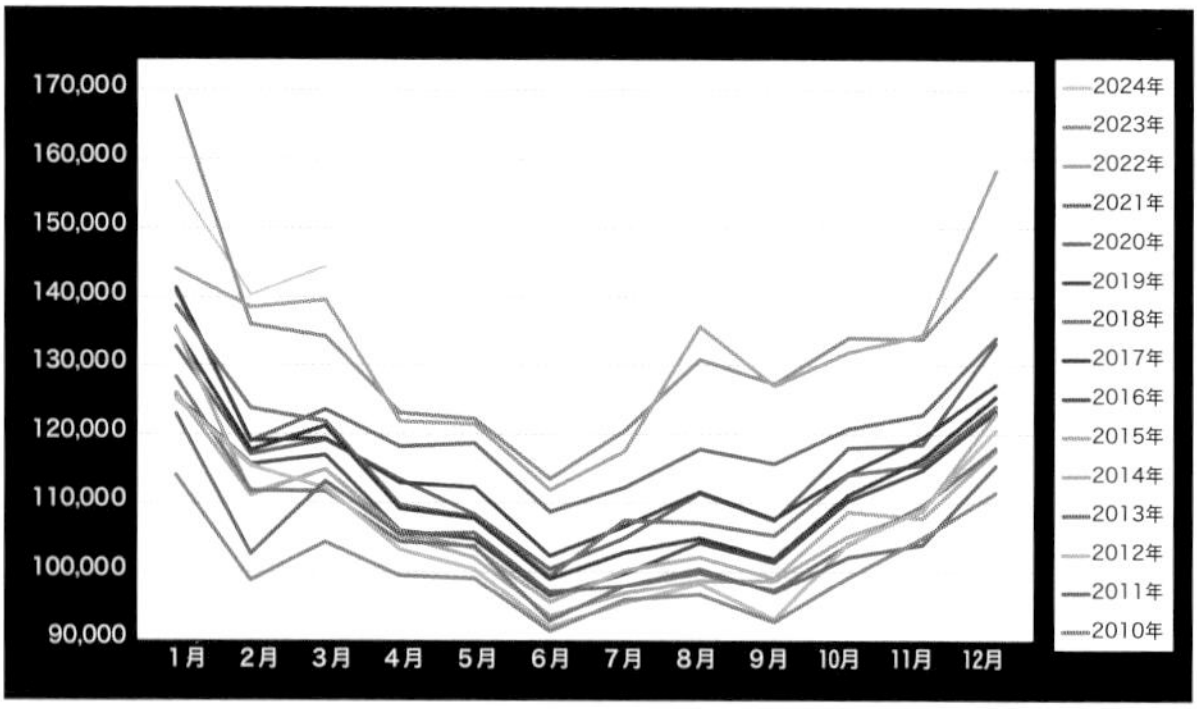

出典：人口動態統計速報　図版提供：藤江成光氏

2021年3月から年末まで、2022年2月（3回目接種の時期）以降の死亡者数が上振れしている（☞P151）

図 0-5　高齢者(65 歳以上)のワクチン接種

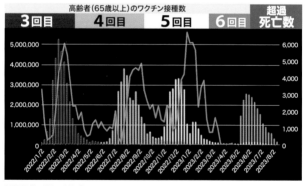

図版提供：藤江成光氏
データ出典：【ワクチン接種回数】https://www.kantei.go.jp/（2024年 6月現在は記載なし）
【超過死亡数】https://exdeaths-japan.org/

ワクチン4回目接種、5回目接種の際は、ワクチン接種から1ヶ月遅れて超過死亡がピークを迎えた（☞P158）

新型コロナは人工物か?

パンデミックとワクチンをウイルス学者が検証する

宮沢孝幸

Miyazawa Takayuki

PHP新書

まえがき

「ウイルスは生命なのか物質なのか」という議論が古くからなされていますが、私はウイルスは生命の一部であると考えています。一方、ＤＮＡは人工的に合成できる物質で、生命ではありません。しかし、ウイルスの遺伝情報が入ったプラスミドＤＮＡ（大腸菌などに含まれるもので、遺伝子を含む染色体とは別に存在するＤＮＡ）を化学合成して細胞の中に導入すると、ウイルスが飛び出てきます。物質であるＤＮＡが「生命の場」に置かれると、新たなウイルスという生命が誕生するのです。このことは、本書の前作となる拙著『なぜ私たちは存在するのか』（ＰＨＰ新書）で述べました。

この現象を利用し、ウイルスの遺伝子を人工的に変えることでウイルスの性質を調べる研究が飛躍的に進みました。それだけではありません。これまでの知見を合わせて、新しい機能をもった新しいウイルスを生み出すこともできるようになりました。現在では分子生物学の実験を簡単に行うことができる「キット」も販売されるようになり、学生でもトレーニングさえ受ければ、ウイルスを容易につくれるようになりました。

ウイルス感染症は長い間人類を苦しめてきました。これに対して人類は、あえて病原体を体内に入れるという予防策を見出《みいだ》しました。これがワクチンです。人類は「天然《てんねん》痘《とう》」の原因ウイルスをワクチンを用い撲滅《ぼくめつ》しました。撲滅できなかったウイルスも、ワクチンによって制御できるようになりました。

ワクチンの歴史は「弱毒生ワクチン」と「不活化ワクチン」から始まりました。弱毒生ワクチンはウイルスに対して様々な方法で変異を誘発させて毒性を弱め、重篤《じゅうとく》な病気を予防できるようにしたものです。不活化ワクチンは熱や薬品の処理により感染性や増殖性をなくしたものです。

これらに加えコンポーネントワクチンという、大腸菌や昆虫由来細胞でウイルスの特定のタンパク質を合成させてつくる新世代のワクチンも生まれました。

さらに、遺伝子工学を利用したワクチンが開発されています。

一つの流れとして、ウイルスベクターワクチンがあります。ベクターウイルス（担体《たんたい》となるウイルス）に他のウイルスの遺伝子を挿入した改変ウイルスをつくり、挿入した遺伝子のタンパク質に対する免疫《めんえき》を誘導しようというものです。今回、アストラゼネカ社が開発した新型コロナウイルスのワクチンは、アデノウイルスをベクターとして利用したものです。

もう一つの流れに核酸ワクチンがあります。遺伝子の設計図であるＤＮＡやＲＮＡを接種することで、接種した動物や人の細胞でウイルスのタンパク質をつくらせるものです。それによって、免疫が誘導されます。

核酸ワクチンはＤＮＡワクチンとＲＮＡワクチンに分けられます。最初に試みられたのはＤＮＡワクチンですが、がんを誘発する可能性など負の側面がクローズアップされました。かわりに研究が盛んになったのがｍＲＮＡ（メッセンジャーＲＮＡ）ワクチンです。これまで、ｍＲＮＡワクチンの実用化は困難と考えられていましたが、細胞内で分解されにくい特殊なｍＲＮＡを使うとワクチンとして利用できることがわかりました。現在では、接種後に生体内で自己増殖するｍＲＮＡワクチンも開発されています。

本書では、新型コロナウイルスがウイルスを人工的に合成する技術を利用してつくられた可能性について述べました。さらにｍＲＮＡワクチンの問題点と、２０２２年からの超過死亡（例年の死亡者数をもとに推定される死亡者数と、実際の死亡者数との差）について考察しました。これらの問題の負の側面について議論することは、ウイルス研究者、ワクチン開発者である私にはとても辛いことです。しかし、科学者であるならば真実をなおざりにすることはできません。私は、当事者である研究者たちが責任をもって議論すべきだと思っています。

本書がきっかけになり、タブー視されているこれらの問題が科学的に議論されるようになることを望んでいます。

新型コロナは人工物か？——目次

第三章

mRNAワクチンの様々な問題

第四章
超過死亡とmRNAワクチン

第五章
誰がつくったのか？

第一章

「人工ウイルスではないだろう」と思っていた

「人工？　そんなわけないだろう」と思っていた

２０１９年12月、中国・武漢市で肺炎の集団感染が起こりました。そして、多数の感染者が出た海鮮卸売市場で売られていた動物が、その感染源として疑われました。年が明け、原因となったウイルスが分離・同定され、ゲノムのシークエンスデータ（全遺伝子配列）が公開されたのは２０２０年1月10日のことです。解析されたゲノムが重症急性呼吸器症候群コロナウイルス（ＳＡＲＳ－ＣｏＶ）に近縁であったことから、新たに発見されたウイルスは国際ウイルス分類委員会（ＩＣＴＶ）により国際正式名称を「ＳＡＲＳ－ＣｏＶ－２」と決定されました。日本ではすでに政府が法令で「新型コロナウイルス」と呼ぶことに定めていたため、継続してその名称が使われることになりました。

同月には国内でもヒト－ヒト感染（動物を経由せずに人から他の人に直接うつることができること）が確認され、２月には大型クルーズ船ダイヤモンド・プリンセス号での集団感染が起こり、危機感をつのらせる報道が連日繰り返されました。

程なくして、このウイルスが人工ウイルスではないか？という噂がSNSのX（旧Twitter）やYouTubeなどに出回り始めました。私はその話の出どころや根拠まで追うことはしておらず、なぜそのようなことを言い出す人たちがいるのか理解できませんでした。

２０２０年3月と4月に、私は辛坊治郎氏がMCを務められているラジオ番組「辛坊治郎 Sunday Kiss」（Kiss FM KOBE）に出演しましたが、その際「このウイルスは人工ではないのか」と尋ねられました。私は、「人工ウイルスではないだろう」とはっきりと答えています。

技術的には人工ウイルスをつくることは可能ですが、生物兵器として人工合成したウイルスを市中にばらまくとしたら、自国民にまで感染が広がって被害が出てしまいます。それでは兵器としての意味を成しません。ウイルスを生物兵器に使用するならば、当然、自衛手段としての有効なワクチンや特効薬を予め《あらかじ》開発しておくことが必要なのです。

また、今回の新型コロナウイルスは非常に広がりやすいという性質をもっていました。ウイルスの病原性が高すぎると、感染者は重症化して出歩くことができなくなります。実際、2002年から2003年に流行したSARS《サーズ》コロナウイルスはとても病原性が高かったので、市中で蔓延《まんえん》するようには広がりませんでした。しかし、新型コロナウイルスは、その意味では絶妙な病原性をもつウイルスであったといえるでしょう。高齢者や基礎疾患をもっている人には病原性は比較的高かったものの、健康な若年層にとってはそれ程の脅威ではありませんでした。発症せずに経過した無症状感染者も、PCR陽性者のうち数十パーセントいたと推測されます。

しかし、無症状感染者でもたくさんのウイルスを排出する人はおり、発症直前でもかなりのウイルス排出量がありました（このデータは唾液や鼻咽頭《びいんとう》ぬぐい液のウイルスRNA量で推定したものです）。新型コロナウイルスはRNAをゲノム（全遺伝情報）にもつRNAウイルスなのでウイルスRNAを検出して調べているのです。

このような性質をもつウイルスであったから、症状だけを目安に感染疑いの人を検査し、収容しても、感染の広がりを制御することが難しくなりました。もしも、もっと病原性が高かったらSARSコロナウイルスの時のように封じ込めができたのかもしれません。逆にもっと病原性が低かったら大きな問題とされず、パンデミックにはならなかったはずです。このように絶妙な病原性と感染拡大力をもつウイルスを、果たして人工的につくることができるのか、私には疑問でした。

まったく新しいウイルスを人工的につくったとしても、その病原性と個体への感染性を調べるのは容易ではありません。仮にマウスで調べたとしても、その結果がヒトでの病原性やヒトへの感染性の評価材料となるかはわかりません。遺伝的にヒトに近いサル類（たとえばアカゲザルやカニクイザル）で感染実験をしたらわかるのではないかと思われるかもしれませんが、それも簡単ではありません。

まず、サルで実験するには非常にコストがかかります。コロナ禍以降は供給不足により価格がさらに高騰しているようです。実験用として使われるカニクイザルは500万円前後に値上がっています。

さらに、サルで得られたデータでもヒトに当てはまるという保証はありません。ですから、仮に人工ウイルスを合成できたとしても、実際にヒトで感染実験をしない限り目的にかなったウイルスを得ることはできないのです。

人工ウイルスをつくって、ヒトで感染実験できる国があるのだろうか？　さすがにそれは無理ではないか？　どのような意図をもってリスクを冒すのか？　このように考えていました。

警戒されていたウイルス

もしウイルスで世界を混乱させるのが目的なのであれば、既存のウイルスを用いるのが筋ではないかとも考えていました。実際に、テロに用いられる可能性が高いものとして以前から警戒されていたのは別のウイルスです。その中でも一番警戒されているのは、天然痘《てんねんとう》ウイルス（*Poxvirus Variolae*）だと思います。なぜそのように考えられるのか、理由を説明しましょう。

天然痘ウイルスはポックスウイルス科に分類されるＤＮＡウイルスです。ＤＮＡウイルスは、ゲノムがＤＮＡ（デオキシリボ核酸）のウイルスのことをいいます。天然痘は致死率が高く、たとえ助かったとしてもあばた（痘痕）が残ることで古くから恐れられていました。「あばたもえくぼ」という言葉もありますが、この「痘痕《あばた》」は天然痘ウイルスの感染による瘢痕《はんこん》のことを指しています。日本においても天然痘ウイルスの被害は昔からありました。しかし、有効なワクチンができ、ワクチンプログラムが各国で導入されたことで、１９８０年になって天然痘の世界根絶宣言がＷＨＯ（世界保健機関）から出されました。

天然痘が根絶されるに至った経緯には幾つかの好運がありました。ワクチンの普及だけで根絶できたわけではありません。ヒトに感染するウイルスは動物からやってきます（もしかすると植物からやってくるものもあるかもしれませんが、私は聞いたことがありません）。天然痘ウイルスも動物からヒトにやってきたはずなのですが、ヒトで広がっている間に、ヒト以外の動物には感染しなくなったと考えられています。もしもヒト以外の動物に感染するのだとしたら、たとえヒトでウイルスを根絶したとしても、また動物からやってきてしまいます。ですから、他の動物から感染することがなかったことも、根絶できた理由のひとつです。天然痘ウイルスが根絶されたことで、ヒトはさしあたっては天然痘ウイルスの脅威から解放されたのです。なお、天然痘ウイルス撲滅の経緯については、拙著『なぜ私たちは存在するのか』に詳しく書きました。

その後、天然痘ウイルスはアメリカとロシア連邦が厳重に保管しています。

天然痘ウイルスにはワクシニアウイルス（Vaccinia Virus）というウイルス（ウマかウシなどの動物由来のウイルスと考えられている）が、非常に有効なワクチンとして機能します。天然痘の世界根絶宣言を受け、天然痘のワクチンは１９８０年代に入ってどの国でも接種されなくなりました。天然痘ワクチン（ワクシニアウイルス）の効力は非常に長く持続すると考えられていますが、ヒトが接種しなくなってから随分と時間が経過しています。国内では１９７６年を最後に定期接種はされていません。

つまり、少なくとも１９７６年以降に生まれた人（１９７６年生まれの人は２０２４年現在47歳か48歳）は天然痘ウイルスの免疫をもっていないことになります。また、１９７６年より前に接種した人も、ワクチンの効力が落ちている可能性はあります。そのような状況下で天然痘ウイルスが再び出現したら、感染は一気に広がる可能性があります。

では、アメリカとロシアがウイルスの保有を放棄したら、このような心配はなくなるのでしょうか？　現実には、天然痘ウイルスのゲノム情報が明らかになっているので、たとえ両国がウイルスを廃棄したとしても、現在のテクノロジーで天然痘ウイルスを人工的に合成することも可能かもしれません。

そのため、天然痘ウイルスに対するワクチンは世界各国で備蓄されることになりました。

私がSNSで発信を始めた理由

話が少し逸《そ》れてしまいましたが、生物兵器として、新しいウイルスを使うのは現実的ではないと私は考えていました。自衛のためのワクチンもありませんでしたし、新型コロナウイルスが発生して被害を最初に受けた国である中国が自ら人工ウイルスをつくってばらまいたという説は、まったくおかしなことだと思っていたのです。

実は、私がSNSなどで本格的に発信を始めた理由には、この人工ウイルス説を唱える陰謀論者と思われる人たちを牽制する目的もありました。私は陰謀論をまったく信じていませんでした。「変ったことを言う人たちがいるものだ」程度の認識でした。「ディープステート（DS）という組織が存在しており、地球上の人口を大幅に削減することを目指している」という話も聞いたことがあります。当時の私は、なぜそんな根も葉もない話が出てくるのかさっぱりわかりませんでした。「中国は懸命に新しいウイルスの遺伝子解析をして、感染者の治療法を探し、それを積極的に英語で発表しているのだから、中国を軽率に非難するのはよくないことだ」と思っていました。

このように私は、新型コロナウイルスが人工であり、中国に責任があるという話を不快に思っていたのです。ところが今では、新型コロナウイルスが人工である可能性は極めて高いと思っています。なぜ、このような考えに至ったのかについて、これから説明したいと思います。

新型コロナウイルスの基本的な構造

新型コロナウイルス人工説の噂は一向に収まる気配がありませんでした。ある時、ネットで検索してみたところ、その話を広めている人々が人工である証拠を次のように挙げていました。それは、「新型コロナウイルスのスパイクタンパクの遺伝子配列に不自然な配列が挿入されている」というものでした。これについて考察するためには生物学とウイルス学の知識が少し必要です。

まずは、新型コロナウイルスについて簡単に説明します。ウイルスの基本的なことはもう知っているという人はここを読み飛ばしても構いません。

ウイルスは遺伝情報やウイルスの構造、その性質をもとにして体系的に分類されています。ウイルスは生物ではありませんが、他の生物と同じように下の階級から、種、属、科、目……と細かく分類されています。新型コロナウイルスは、正式にはＳＡＲＳコロナウイルス２型と呼ばれています。ＳＡＲＳ《サーズ》はSevere Acute Respiratory Syndrome、重症急性呼吸器症候群の略称です。ちなみに新型コロナウイルスは、novel coronavirus の日本語訳だと思いますが、世界的には novel coronavirus と呼ばれていたのはごく初期だけでした。英語圏でない日本を含むいくつかの国でいまだに新型コロ

図1-1　コロナウイルスの模式図

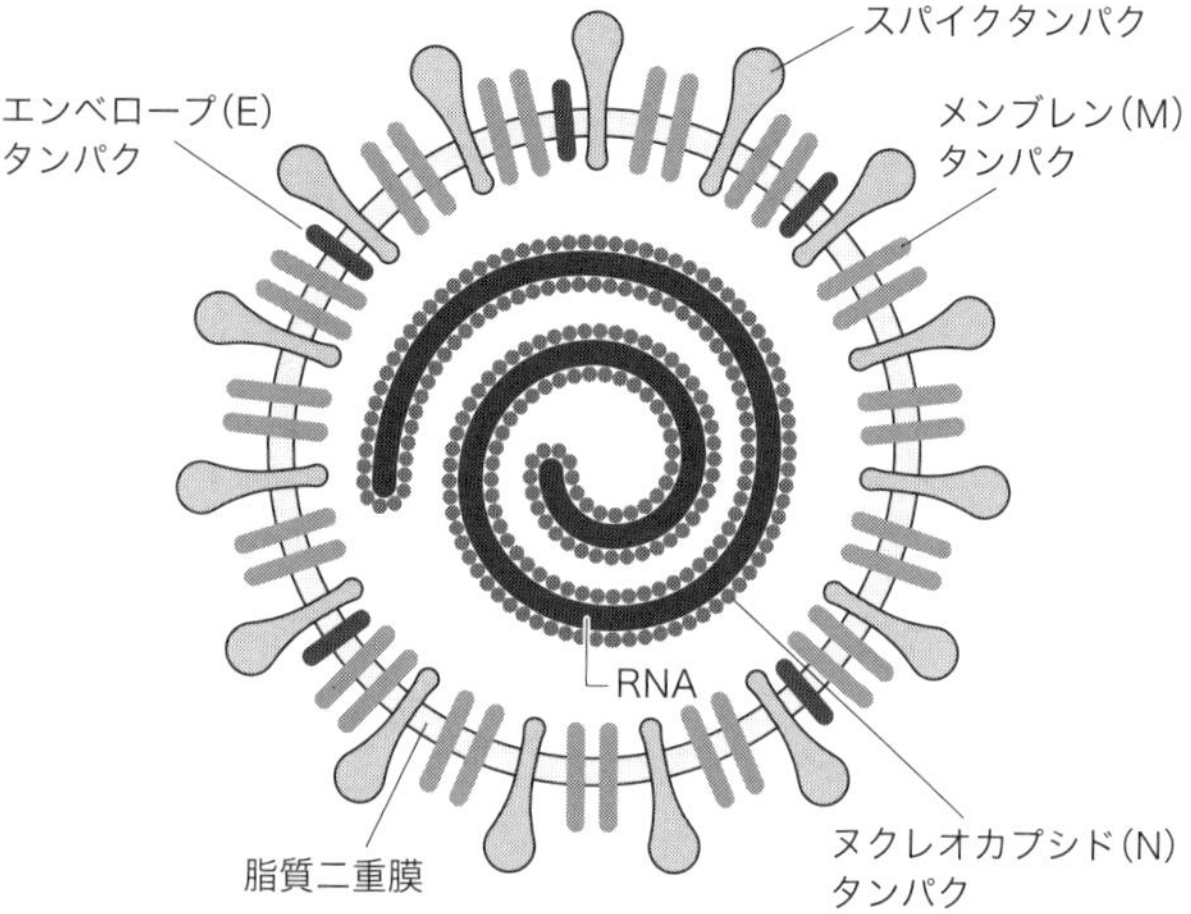

出典：宮沢孝幸『ウイルス学者の責任』（一部改変）

ナウイルスと呼び続けているようですが、学術的な意味はありません。

新型コロナウイルスは図1－1のような構造をしています。大きさが約100㎚（1ナノメートルは1㎜の100万分の1）の新型コロナウイルスは電子顕微鏡でも見ることができます。

特徴的なのは、ウイルス粒子の一番外側に明瞭な突起物が観察されることです。この突起物がスパイクタンパクと呼ばれるものです。スパイクタンパクは一番外側の膜に一部分が埋まっています。この外膜は脂質二重膜と呼ばれるものです。

新型コロナウイルスに感染するとどうなるか

新型コロナウイルスは感染が成立して細胞に侵入すると、宿主細胞の機構によって遺伝物質であるＲＮＡとウイルスタンパク質が合成されます。

ウイルスの遺伝情報に従って新たにつくられたタンパク質が集まりウイルス粒子が形成されるのですが、複製されたＲＮＡが粒子に内包されます。一番外側のウイルスの膜は感染した細胞の細胞膜か細胞膜内の膜が使われています。

膜に覆われているウイルス（外側が脂質二重膜になっているウイルス）を、エンベロープウイルス（Enveloped Virus）と呼んでいます（図１－２）。Enveloped は日本語で、包まれたという意味です。郵便の封筒も英語ではエンベロープです。一方、エンベロープに覆われていないウイルスを、ノンエンベロープウイルス（Non-Enveloped Virus）と呼んでいます。ヒトに感染するノンエンベロープウイルスの代表にノロウイルスがあります。

エンベロープウイルスでは、カプシド（外殻）を覆うエンベロープ上にあるウイルスタンパク質（スパイクタンパクやエンベロープタンパク）が、細胞にある感染受容体に結合することにより細胞に感染します。ですから、70％エタノールでエンベロープの脂質を溶かされると、不活化（感染性を失うこと）しますが、ノンエンベロープウイルスはエタノールには比較的耐性です。ノンエンベロープウイルスはカプシドのタンパク質と感染受容体が結合することにより細胞に感染します。

余談になりますが、新型コロナウイルスの外膜は細胞内にある膜ですので、宿主細胞由来のタンパク質も含まれることになります。ウイルスの遺伝情報であるＲＮＡがまったく同じでも、複製されて細胞から出てくるウイルス粒子は細胞ごとに異なるということです。つまり、感染者Ａさんから出てくる新型コロナウイルスと感染者Ｂさんから出てくる新型コロナウイルスは、厳密には少し異なるということになるのです。同様に、たとえ同じ人の体内でも、感染した細胞の種類が異なれば、細胞由来の膜に存在するタンパク質も異なりますので、ウイルスはまったく同じということにはなりません。

新型コロナウイルスではまだ解明されていないと思いますが、私が研究しているレト

図1-2　ウイルスの構造

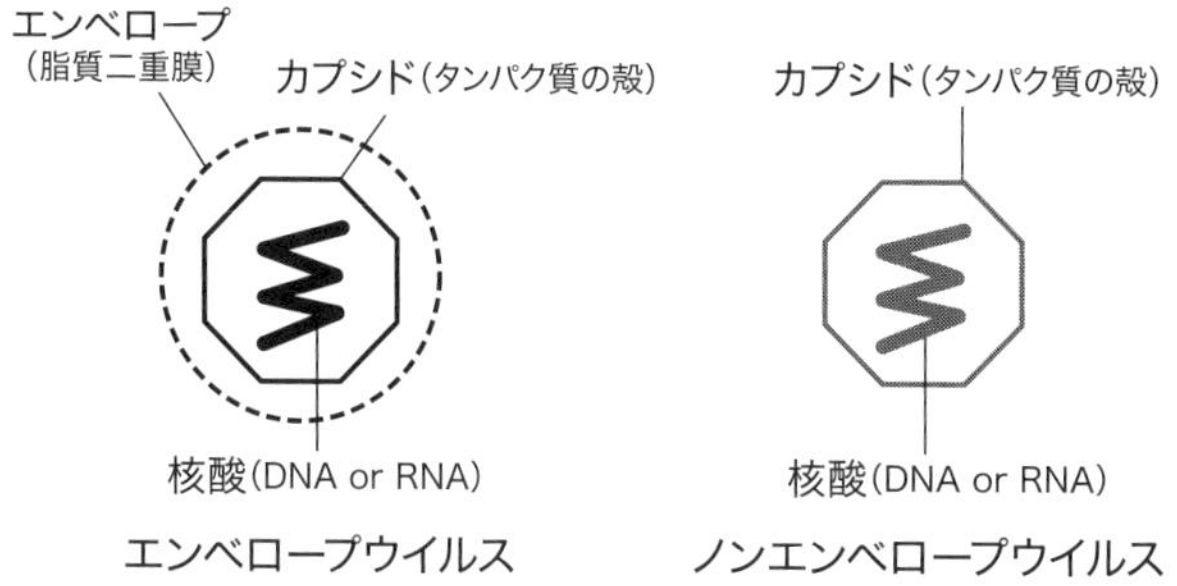

出典：宮沢孝幸『京大 おどろきのウイルス学講義』

ロウイルスでは、どの細胞でつくられるかによってウイルスの性質がかわることがわかっています。

　なぜ異なるかですが、一つには、糖鎖の修飾の差があります（Ref. 1）。糖鎖とは、グルコースやガラクトースといった糖類が鎖のように複雑に連なったもので、たとえばABO式血液型は赤血球細胞膜表面の糖鎖の違いを指したものです。タンパク質の糖鎖修飾は動物種によって異なります。また、同じ動物種でも細胞の種類によって異なります。

　さらに、細胞ごとに細胞膜に刺さっている（専門的にいえば、アンカーされている）タンパク質は異なりますので、ウイルスが複製された細胞が異なれば、ウイルスが感染しやすい細胞も異なることがあります。具体的には、細胞同士が接着する際に必要な、接着因子という一連のタンパク質群があるのですが、細胞ごとにもっている接着因子は異なります。そして、エンベロープに覆われているウイルスはその接着因子をもっていて、ウイルスに特別の性質を与えるのです。この辺りのことは、教科書ではなく論文レベルの知識になります。

細胞に侵入した新型コロナウイルスのゲノムＲＮＡは、細胞の中にもともとあるメッセンジャーＲＮＡ（ｍＲＮＡ）と同じようにリボソーム（タンパク質をつくる工場）に運ばれてタンパク質をつくるのですが、新型コロナウイルスのタンパク質すべてが、この一本のウイルスゲノムＲＮＡから連続して翻訳される（遺伝情報をもとにつくられる）ということはありません。

コロナウイルスはＲＮＡウイルスなのですが、様々なタンパク質をつくる極めて複雑なウイルスです。遺伝情報もＲＮＡウイルスとしては最大級の大きさ（長さ）をもっています。細胞内にウイルスゲノムＲＮＡが侵入すると、酵素の働きによっていくつかの部分ごとにＲＮＡが転写されて増えていきます。この段階のＲＮＡをサブゲノミック

(subgenomic) RNAと呼んでいます。このサブゲノミックRNAがリボソームに運ばれて、それぞれのタンパク質がつくられていくのです。

複製されるウイルスタンパク質は、タンパク質の種類によってつくられる量がまったく異なります。ごく微量で済むタンパク質（たとえば、RNAを合成する酵素）や大量に必要なタンパク質（たとえば、ウイルスの構造を形づくる構造タンパク質）があります。ひと続きの一本のRNAでそれを制御することは困難であるため、それぞれのタンパク質をコード（code）する（それぞれのタンパク質をつくるための情報をもつ）サブゲノミックRNAの量を調整することで、適切な量のウイルスタンパク質を効率よくつくっているのです。

新型コロナウイルスで一番多量に必要なタンパク質は、Nタンパクと呼ばれるものです。NタンパクはNucleocapsid protein（ヌクレオカプシドタンパク）の略です。このNタンパクをコードするサブゲノミックRNAが細胞内にたくさんできるので、新型コロナウイルスのRNAを検出する標的はN遺伝子になっています。また、Nタンパクがたくさんできるので、抗原検査（ウイルス由来のタンパク質を検出する検査）の標的もNタンパクになっています。N遺伝子はスパイクタンパクをコードするS遺伝子と比べると変異が遅い（変異の頻度が低い）ので、変異体（一般的には変異株と呼ばれている）が出現しても、特に検査系をかえずにウイルスRNAやウイルス抗原を検出できることになります。

DNAとRNAの基礎知識

次に新型コロナウイルスのサブゲノミックRNAからウイルスタンパク質がどのように合成されるかについて説明します。この仕組みは、細胞のmRNAからタンパク質ができる仕組みと何らかわりませんので、中学や高校で習った人は、この部分を読み飛ばしても構いません。しかし、私の年代では選択科目「生物Ⅱ」の選択者に限るようです。世代によっては習っていないかもしれません。

日常生活と関係のない知識は忘れてしまうものですから、ここで簡単におさらいしておきましょう。そもそもここがわからないと、なぜ私がオミクロン変異体が人工だといっているのかが理解できないのです。通常の教科書とは異なる順番でざっくりと説明していきます。わかりづらくてもあきらめずに、理科や生物学の教科書、参考書も併せて読んでみてください。

細胞の中には、主に次の三種類のＲＮＡがあります（細かくいうともっとたくさんありますが、ここでは省略します）。

mRNA：messenger ribonucleic acid
rRNA：ribosomal ribonucleic acid
tRNA：transfer ribonucleic acid

ｍＲＮＡ（エムアールエヌエイと読みます）はメッセンジャーＲＮＡの略で、日本語では伝令ＲＮＡと呼ばれます。ｒＲＮＡはリボソームＲＮＡです。他のタンパク質（リボソームタンパク質）と複合体となり、リボソームという細胞小器官をつくります。リボソームは先述しましたが、タンパク質を合成する工場です。ｔＲＮＡはトランスファー

ＲＮＡの略で、日本語では転移ＲＮＡと呼ばれます。ｔＲＮＡはリボソームにアミノ酸を届ける運び屋と考えてよいでしょう。

ｍＲＮＡにはタンパク質を構成するアミノ酸の種類と並び方がコードされています。リボソームに運ばれたｍＲＮＡの配列に従って、ｔＲＮＡによって運ばれてきたアミノ酸が結合してタンパク質がつくられるのです。

一体、どうやって配列通りの順番にアミノ酸を運ぶのでしょうか。でも、その前に、「ｍＲＮＡの配列」って何だ！ってことですよね。そうです！　配列が重要なのです。

ＲＮＡはＤＮＡと同じ核酸なのですが、その構造は異なっています。また、ＤＮＡは化学的に安定なのですが、ＲＮＡは不安定です。なぜかというと、細胞内にも環境中にもＲＮＡを分解する酵素であるRNase（アールエヌエース）がたくさんあるからです。ＤＮＡも分解する酵素DNase（ディーエヌエース）はありますが、RNaseよりも少ないのです。

ＤＮＡを構成する塩基は、アデニン、グアニン、シトシン、チミンの４種類です。英語の頭文字で省略しＡ、Ｇ、Ｃ、Ｔとも呼ばれます。ＤＮＡはこの４種類の塩基と糖、

図 1-3　DNA の構造

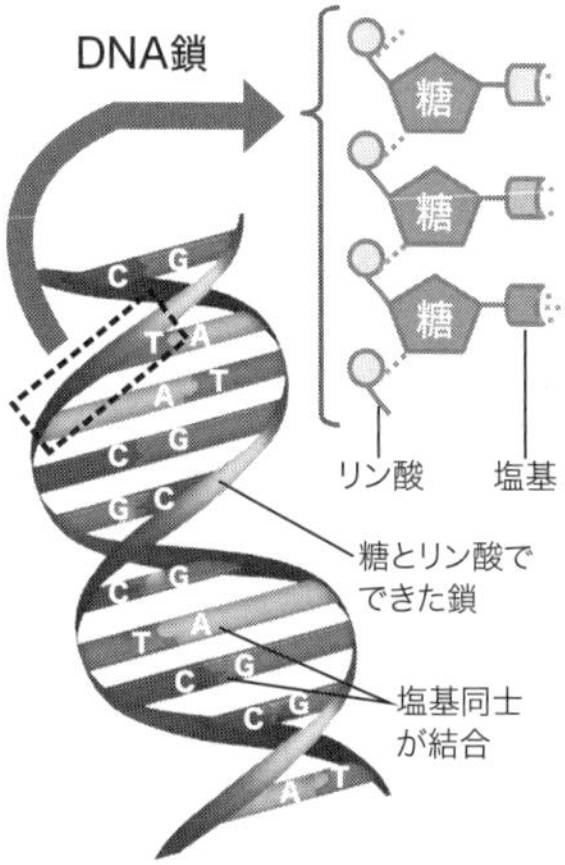

■**DNAは、糖とリン酸と塩基**からなる化学物質。

■塩基の種類は、次の4種類のみ。
アデニン(A)、チミン(T)
グアニン(G)、シトシン(C)

■糖とリン酸が交互に結合して、長い1本の鎖状となって存在。

■DNAの化学構造は地球上のあらゆる生物に共通。ただし、**塩基の並び順(＝塩基配列)は生物の種類によって異なる。**

■植物や動物では、DNA鎖は2本セットで存在し、二重らせん構造をとる。

■**2本鎖構造の場合、片方のDNA鎖の塩基がもう片方のDNA鎖の塩基と結合。**
結合の組合せは、必ず「A-T」か「G-C」。

出典：https://www.maff.go.jp/j/syouan/nouan/carta/pdf/about.pdf より作成

リン酸が結合してできたものです。

　ＤＮＡは通常、ひと続きの一本鎖ではなく、塩基が対合した二本鎖で二重らせん構造をとっています。二つのＤＮＡの鎖が対合するのは、ＡとＴ、ＧとＣが結合する性質があるからです。逆に言えば、ＡはＴ以外のＧやＣやＡとは結合しないということです。この対合する（ＡとＴ、ＧとＣが結合する）という性質があるためにＤＮＡはまったく同じ配列のものを次々とつくることができるのです（図１－３）。

　一方、ＲＮＡはＤＮＡとは異なる塩基でできています。ＤＮＡを構成する塩基Ａ、Ｇ、Ｃ、ＴのうちＲＮＡはＴ（チミン）が

図 1-4　転写によるRNAの生成

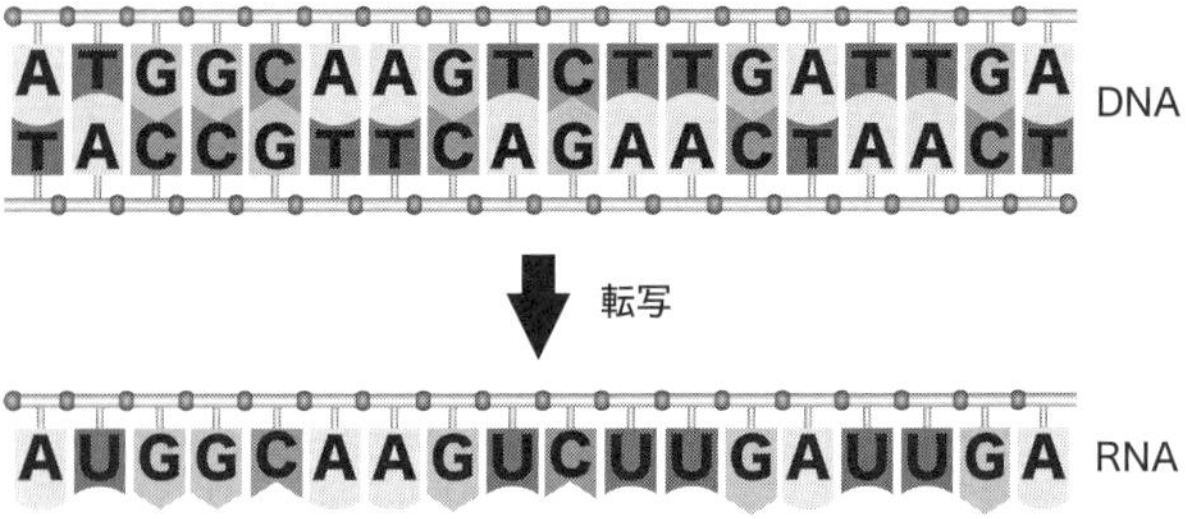

出典：http://nsgene-lab.jp/expression/dna_and_gene/ より作成

U（ウラシル）になります。そしてRNAでもDNAと同様に塩基同士が対合します。GはCと、AはUと対合します。DNAのTがUにかわったということです。

DNAとRNAの大きな違いは、DNAは二重らせんを成す二本鎖で存在し、RNAは通常一本鎖で存在することです。そして、DNAはDNA依存性DNAポリメラーゼ（DNA-dependent DNA-polymerase）によって複製されます。細胞が分裂する時には、それに先だってDNAが複製されますが、その時には、細胞がもつDNAポリメラーゼが利用されます。

一方で、通常、RNAはDNAのように全長でつくられることはありません。RNAはDNAを鋳型《いがた》として部分的な転写（transcription）によってつくられます。その際にも、対合の性質が利用されます（図1－4）。すなわち、二本鎖が部分的に緩んで一本鎖となったDNAの片側の鎖の塩基（AGCT）にRNAの塩基（UCGA）が対合して、DNAの部分的な塩基配列がRNAに転写されていきます。この時には、DNA依存性RNAポリメラーゼ（DNA-dependent RNA-polymerase）が使われます。単に転写酵素と呼ばれることもあります。

ここで覚えておいてほしいのは、私たちの細胞はRNAを複製する酵素をもっていないということです。私たちの細胞の中ではRNAは常にDNAを鋳型として転写されてつくられます。

三つ一組の塩基配列で、アミノ酸の種類が決まる

ここまででDNAとRNAの基本的な説明が終わりました。とりあえず、DNAとRNAの理解はこの程度で十分です。次は、どうやってmRNAの配列（AGCUの一連の並び）からタンパク質のアミノ酸の種類や並び方の順番が決まるのかという話になり

ます。

それにはまず、コドン（codon）を理解しないといけません。コドンとは各アミノ酸に対応する三つ一組の塩基配列のことです。mRNAの塩基はA、G、C、Uの4種類なので、連続する三つの塩基の並びの組み合わせは4の3乗で、64通りになります。この64通りを20種類のアミノ酸に振り分けています。ヒトでは基本的に20種類のアミノ酸がつながってタンパク質ができています。もし仮に二つの塩基配列でアミノ酸を振り分けるとすると4の2乗、つまり16通りにしかならず、20種類のアミノ酸に対応できないのです。

口絵表0－1がそのコドン表です。

たとえばUUUというコドンはフェニルアラニンに対応します。UCCはセリンに対応します。そして、64通りの組み合わせを20種類のアミノ酸に振り分けるので、重複が出てきます。たとえばUCU、UCC、UCA、UCG、AGU、AGCの六つのコドンはすべてセリンに、さらに別の六つのコドンがロイシンに対応しています。

また、メチオニンに対応しているコドンはAUG一つだけですが、このコドンはタン

図1-5　リボソームでの翻訳

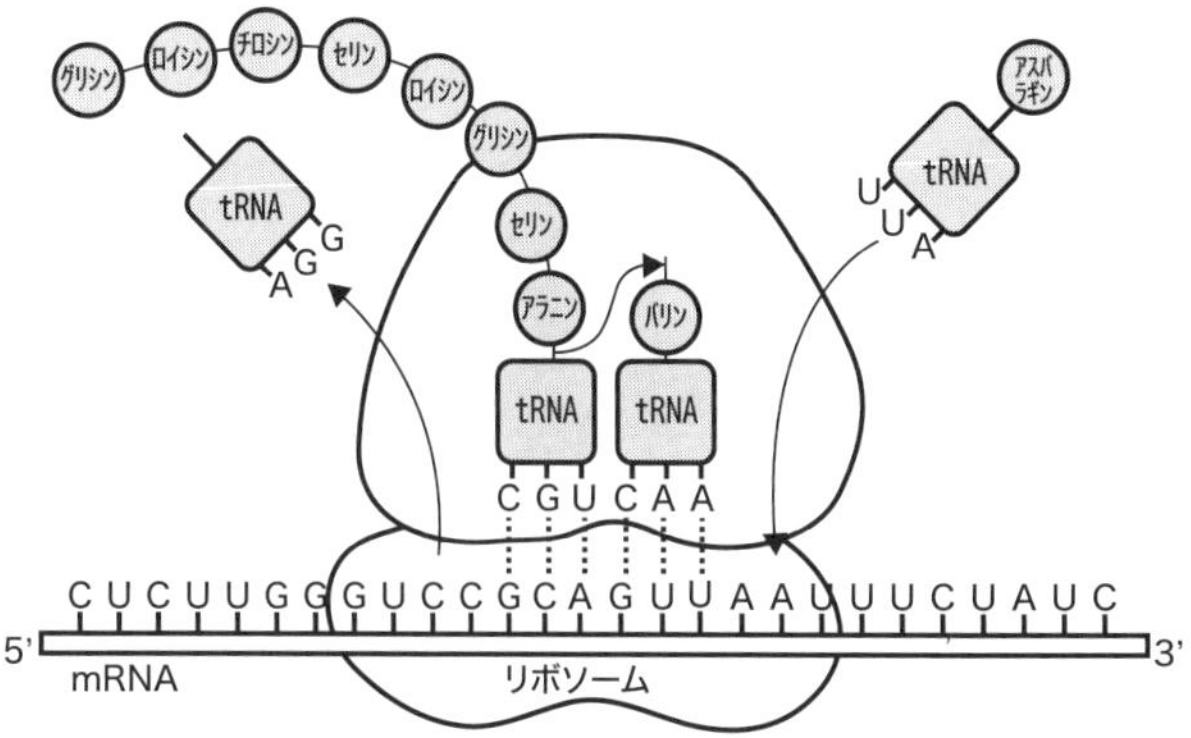

出典：https://byjus.com/neet/ribosomes-site-of-protein-synthesis/ より作成（一部改変）

パク質を合成する時必ず最初に使われます。つまりタンパク質の合成はメチオニンから始まるのです。このため、AUGは開始コドンと呼ばれます。

UAA、UAG、UGAの三つのコドンは原則的にアミノ酸に対応していません。この三つのコドンは終止コドン（ストップコドン）と呼ばれます。

mRNAがリボソームに運ばれるとmRNAのコドンとそれに対応するコドン（アンチコドン：mRNAのコドンと対合する配列）をもったtRNAが呼び寄せられます。それぞれのtRNAはmRNAのコドンに対応するアミノ酸を運んでいます。リボソームは大小のサブユニットから成り、小サブユニット上でｍＲＮＡのコドンとｔＲＮＡのアンチコドンが対合することで、コドンと対応したアミノ酸が順に並びます。そのアミノ酸同士が大サブユニット上で順番に結合しアミノ酸が連なったもの（これをポリペプチドと呼びます）ができていきます。終止コドンがあるとその部分でアミノ酸の結合が終わり、ポリペプチドの合成は終わります（図１－５）。できたポリペプチドは折り畳まれてタンパク質になります。

新型コロナウイルスのサブゲノミックＲＮＡは細胞のｍＲＮＡと同じく、リボソームに運ばれてウイルスのタンパク質が合成されていきます。それらが適切に集まりウイルスの粒子が形成されます。ウイルスの粒子にはウイルスゲノムも包み込まれます。新型コロナウイルスの場合、そのゲノムＲＮＡに新型コロナウイルスのＮタンパクが取り巻くようにくっついていきます。これは、ゲノムＲＮＡの特定の配列部位にＮタンパクが結合し、それがきっかけとなっているようです。Ｎタンパクに取り囲まれると、ゲノムＲＮＡが効率よくウイルス粒子に取り込まれることになるのです。

第二章

オミクロン変異体は人工物か

新興ウイルスは動物からやってくる

新型コロナウイルスの正式名称はＳＡＲＳ《サーズ》コロナウイルス２型（ＳＡＲＳ－ＣｏＶ－２）です。２型と付いているのは、ＳＡＲＳコロナウイルス（ＳＡＲＳ－ＣｏＶ）と遺伝的に類似しているからです。

遺伝子の配列をもとにして系統樹というものを描くことができます。ウイルスは遺伝子配列の変異によって徐々に性質（抗原性〔抗体が特異的に認識する性質〕や増殖性など）がかわっていきます（変異がどのようにして起こるのかは後述します）。

同じようなウイルスをたくさん集めて遺伝子配列を探れば、どのウイルスとどのウイルスが近縁かがわかりますし、また、どのようにかわっていったかがわかります。これを分子系統解析（molecular phylogenetic analysis）と呼んでいます。その結果をわかりやすく可視化したものが系統樹（phylogenetic tree）になります。まるで木の枝が分かれていくように見えるので系統樹と呼んでいます。

図2－1左側の木の根元にあたるのが祖先のウイルスです。右に行く程枝分かれが進み、枝の先にあるのがそれぞれの子孫にあたるウイルスです。祖先ウイルスが変異を重ねて、様々なウイルスに分かれていく様子がわかります。

コロナウイルスという一群のウイルスはコロナウイルス科に属するウイルスのことをいいます。コロナウイルス科はさらにレトウイルス亜科とオルソコロナウイルス亜科に分かれます。オルソ（ortho）というのは「真の」とか「正しい」という意味です。ヒトや動物に感染するメジャーなコロナウイルスがこちらに入っているからそう呼ばれるのだと思います。

オルソコロナウイルス亜科はさらにアルファコロナウイルス属、ベータコロナウイルス属、ガンマコロナウイルス属、デルタコロナウイルス属の四つに分類されています。ほ乳類に感染するコロナウイルスは主にアルファコロナウイルス属とベータコロナウイルス属です。ガンマコロナウイルス属に分類されるウイルスの宿主は鳥類がメインですが、ほ乳類であるクジラのコロナウイルスも入ります。デルタコロナウイルス属も鳥類がメインですが、ブタでデルタコロナウイルス属に分類されるウイルスが見つかっています。ヒトで見つかっているコロナウイルスはすべてアルファコロナウイルス属とベータコロナウイルス属に属しています。

ヒトのコロナウイルスは1966年にかぜ症候群を引き起こすウイルスとして発見されています（Ref. 2, 3）。ヒトコロナウイルス229Eと呼ばれているものです。

その後、かぜを起こすヒトコロナウイルスがさらに3種類見つかり、ヒトコロナウイルスNL63、OC43、HKU1という名称がついています。新型コロナウイルスが流行する前は、これらのウイルスは毎年主に冬に流行していました。

これらのウイルスとは別に、病原性の高いコロナウイルスが一時的にヒトに現れました。一つは有名なSARSコロナウイルス（SARS-CoV）です。SARSは先述したように、重症急性呼吸器症候群の英語名の略称になります。SARS-CoVは2002年から2003年に流行し、2003年7月にWHOが終息宣言をしています。ただし、その後に散発的な感染が確認され、根絶宣言はされていません。

次いでMERS《マーズ》コロナウイルス（MERS-CoV）が2012年に中東のサウジアラビアを発端として流行しました。MERSとは中東呼吸器症候群（Middle East

図 2-1　アルファ及びベータコロナウイルス属の系統樹

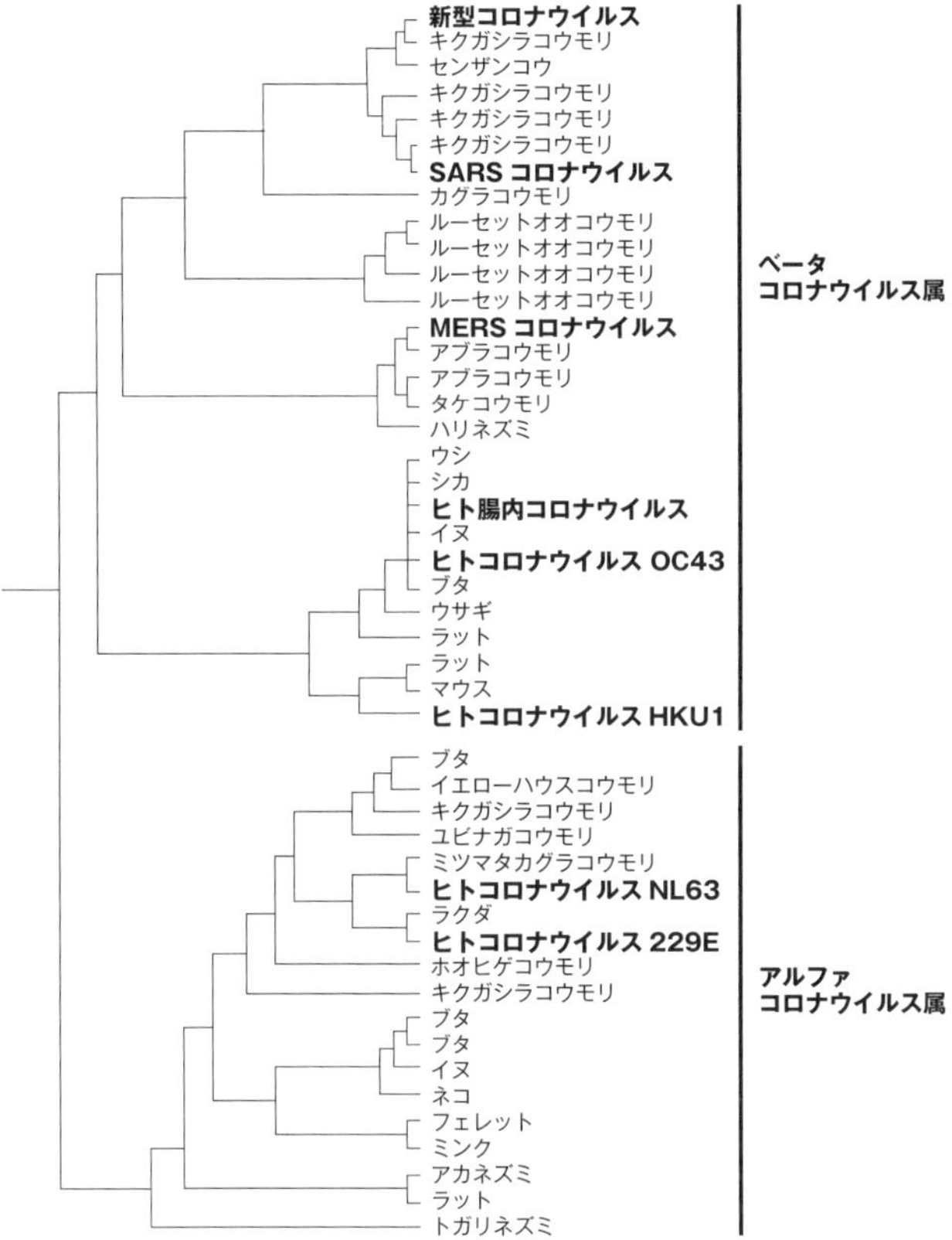

※枝の長さ（変異　数を反映）は必ずしも正確ではない
提供：中川　草博士（東海大学医学部）（一部抜粋、一部改変）

Respiratory Syndrome）の略称で、サウジアラビアを中心に感染の報告があります。2015年の5月から7月には、韓国で中東渡航者を介した流行がありました。

一般的にはかぜを起こすヒトコロナウイルス4種類とSARS－CoV、MERS－CoVに加えて、7番目のヒトコロナウイルスがSARS－CoV－2といわれています。ただし、もう一つ、マイナーなのですが、ヒトで下痢を起こすコロナウイルスが中国で見つかっています。その名称はヒト腸内コロナウイルス（human enteric coronavirus）です。

動物がもっているコロナウイルスの遺伝情報と、ヒトコロナウイルスの遺伝情報を合わせて分子系統解析した結果得られた先ほどの系統樹（図2－1）から、それぞれのヒトコロナウイルスがどの動物からやってきたのかを推定することができます（Ref. 4）。系統樹を見ると2002年に流行したSARS－CoVも今回の新型コロナウイルス（SARS－CoV－2）もキクガシラコウモリがもともと感染しているコロナウイルス（キクガシラコウモリコロナウイルス）に近縁であることがわかります。

キクガシラコウモリコロナウイルスにも多様性があり、系統樹で見るとキクガシラコウモリコロナウイルスは一群の分岐群を形成しています。この分岐群のことを専門用語ではクレード（Clade）といいます。SARS－CoVもSARS－CoV－2も、キクガシラコウモリのコロナウイルスのクレードの中に入っています。このことから、SARS－CoVもSARS－CoV－2ももともとはキクガシラコウモリがもっていたコロナウイルスが変異して、ヒトに感染し、さらにヒト－ヒト感染するようになって広がったと考えられています。

しかし、キクガシラコウモリのコロナウイルスが直接ヒトに感染したのか、他の動物に一旦感染して、それがヒトに感染するようになったのかははっきりしていません。今のところ、SARS－CoVはハクビシンを介して、またSARS－CoV－2はセンザンコウを介して感染したという説が有力です。ただし、その後、SARS－CoV－2は人工的につくられたのではないかと疑われるようになりました。それについては後述します。

MERS－CoVに近縁なコロナウイルスはアブラコウモリやタケコウモリのコロナウイルスであり、MERS－CoVもこれら野生のコウモリがもっていたコロナウイルスから変異したものと考えられています。しかし、これもコウモリからヒトに直接感染したのではなく、ヒトコブラクダを介して感染したと考えられています。

その他のヒトコロナウイルスも、コウモリなどの野生動物やネズミなどの齧歯《げっし》類、家畜や伴侶動物（ペット）から感染したと考えられています。先に説明したヒト腸内コロナウイルスは、ウシのコロナウイルスが感染したものと推測されています。

新型コロナウイルス人工説の発端

２０２０年当時、私は新型コロナウイルス（ＳＡＲＳ－ＣｏＶ－２）の人工ウイルス説に極めて懐疑的でした。その理由については冒頭に述べたとおりです。人工ウイルスなのではないかという根拠として、最も早く指摘されていたのは、フリン切断部位(furin cleavage site)がスパイクタンパクの配列に挿入されていることでした。

フリンというのは細胞表面上にあるタンパク分解酵素プロテアーゼの一種です。フリンという酵素によって切断されるタンパク質の配列部分のことを、フリン切断部位と呼んでいるのです。

ウイルスによってはこの酵素によって切断されるタンパク質（スパイクタンパクやエンベロープタンパク）があり、感染に寄与することが知られています。他にも、様々な成長因子やホルモン、酵素などがフリンで切断され活性化されます。コロナウイルスの場合、この配列がスパイクタンパクの適切な場所にあると細胞への感染力が高まることがわかっていました。

私もキクガシラコウモリのコロナウイルスには存在しない配列であるフリン切断部位が、新型コロナウイルスに挿入されていることは不思議に思ったのですが、他のコロナウイルス（ＳＡＲＳ‐ＣｏＶとは遺伝的に離れたコロナウイルス）にも類似の配列があったので、特に強い違和感は覚えませんでした。

また、コロナウイルスでスパイクタンパクにフリン切断部位を導入して細胞への感染性を高める実験は確かに行われていましたが、新型コロナウイルスのスパイクタンパクに見られるフリン切断部位は、フリンによって切断されるように最適化されている配列ではありませんでした。もしも人工的にウイルスに変異を導入するのであれば、実験者は最適化されたフリン切断部位の配列を導入するはずです。

他にも、新型コロナウイルスのスパイクタンパクが、その受容体であるACE2に強く結合することが人工説の根拠として挙げられるようになりました。しかしこれについても、新型コロナウイルスが最初にヒトに感染したのは2019年よりずっと前で、私たちが知らないうちに徐々にヒトのACE2に強く結合するようにスパイクタンパクが変異したのではないか、あるいは、他の動物に一旦感染してその動物に最適化された時に、偶然ヒトのACE2への結合力が増したのではないかと考えました。

実際に、センザンコウで発見されたコロナウイルスはキクガシラコウモリのコロナウイルスのクレードの中に入っていたのですが、ACE2結合部位の配列はヒトに近いものでした（Ref.5）。つまり、一旦センザンコウでよく増えるように適応した結果、偶然ヒトのACE2への結合力を増したのではないか。それによってヒトへの病原性を獲得し、ついに新しいヒトコロナウイルスとして認知されたのではないかと考えていました。

新型コロナウイルスの人工説を唱える人々は、新型コロナウイルスが武漢ウイルス研究所でつくられ、それが漏れて広がったのだという論調でした。私はこの説には強く反発していました。反発した理由を以下に述べます。

エボラウイルスなど病原性が高くヒトで感染が広がる可能性のあるウイルスは、物理的にウイルスを封じ込める施設で扱わなければなりません。そのような病原体などの封じ込めにはバイオセイフティレベル（biosafety level：BSL）などの安全管理のための指標が用いられます。

BSLは危険度に応じて、軽い封じ込めのレベルBSL－1から厳重な封じ込めのレベルBSL－4までの4段階に分かれています。BSLではなく、P1（ピーワン）からP4（ピーフォー）と呼ぶこともあります。PはPhysical containment（物理的封じ込め）の略です。国内においては、つくば市の理化学研究所と東京都武蔵村山市の国立感染症研究所の村山庁舎にBSL－4の施設がありますが、理化学研究所の施設は使用反対運動が起きて稼働していません。国立感染症研究所では、2024年になってBSL－4でエボラウイルスの動物感染実験が行われています。

病原性が極めて高いエボラウイルスなどが国内に侵入した時のことを想定し、国内においてもしっかりとしたＢＳＬ－４施設をつくり運用することは、日本のウイルス研究者の悲願でした。以前は、生の（複製可能な）エボラウイルスを扱う時は、南アフリカなど国外のＢＳＬ－４施設を利用するしかありませんでした。先進国である日本でＢＳＬ－４施設が稼働していないことに私は大きな危機感を覚えていたので、２０１７年から外部評価委員を務めていた長崎大学熱帯医学研究所に２０２１年にＢＳＬ－４施設が竣工《しゅんこう》したことを喜ばしく思っています。

人工説を信じていなかった私は、ウイルスが人工的につくられて漏れたという話は、国内のＢＳＬ－４の建設、運営にも影響を及ぼしかねないと考え、Ｘで人工説を唱える人々に対して、それはおかしいのではないかと言い続けていました。

変異体出現のペースが速すぎる

呼吸器疾患を引き起こすヒトコロナウイルスは例年冬に流行し、夏にはほとんど流行しないというのが通例でした。その理由は、夏には気温が高く紫外線量も多いためコロナウイルスが不活化しやすくなる（感染性を失いやすくなる）からだと私は考えていました。ところが新型コロナウイルスは夏になっても流行し、これまでのコロナウイルスとは異なるという印象をもちました。さらに、スパイクタンパクが大きく変異した変異体が次々と現れ、流行の波ができるということが続きました。これも私の予想とは大きく異なるものでした。

先に説明したとおり、コロナウイルスはＲＮＡウイルスです。ＲＮＡウイルスはＤＮＡウイルスよりも変異のスピードが速いのですが、それはウイルスゲノムＲＮＡを複製する時に、エラー（間違った塩基を取り込んでしまうこと）が生じやすいからです。

ＤＮＡウイルスも複製のミスで変異が入るのですが、ＤＮＡ依存性ＤＮＡポリメラーゼはエラーを修正することができるため、ＲＮＡウイルスよりも変異率は小さくなります。ところがコロナウイルスは他の多くのＲＮＡウイルスとは異なり、エラーを修正する酵素をもっているのです。

そのため、コロナウイルスはＲＮＡウイルスの中では変異するスピードが遅いのです。それにもかかわらず、新型コロナウイルスはとても速いペースで大きく変異を重ねました。アルファ（α）変異体、ベータ（β）変異体、ガンマ（γ）変異体、デルタ（δ）変異体、ラムダ（λ）変異体、ミュー（μ）変異体などが次々と出現しました。そして、後にオミクロン（o）変異体が出現した時、私はとても驚いたのです。

オミクロン変異体の衝撃

オミクロン変異体は系統と派生型が何種類もあるのですが、最初に出現したのは南アフリカ共和国のBA.1（ビーエーワン）でした。

BA.1は新型コロナウイルスとして出現した最初の武漢型と比べると、スパイクタンパクに実に30箇所ものアミノ酸置換、3箇所の欠失、1箇所の挿入部位がありました（口絵図0-1）。図の着色されている部分が、アミノ酸置換、欠失変異、挿入変異を表しています。分子系統解析をすると、これまでの変異体（アルファ、ベータ、ガンマ、デルタ、ラムダ、ミュー）の系統から派生した変異体ではありませんでした。それぞれの変異体は一つの大きなクレードを形成するのですが、これまでの変異体とは関連性がなく、もとの武漢型から独自に進化してきたものが突然現れたように見えました。

私が驚いたのには、大きな二つの理由がありました。

まず一つは、出現した場所です。私は、変異体が次々と出現した現象の一因として、2021年に始まった世界的なワクチン接種が影響した可能性を考えていました。接種の推進により流行する変異体の置きかわりが速められているのではないかということです。世界的に効力のあるワクチンを接種したために、ワクチンで誘導された免疫から逃避するように新型コロナウイルスが変異した（変異した新型コロナウイルスが選択された）と考えたのです。

ところが、BA.1出現当時の南アフリカは新型コロナウイルスが大流行していたわけでもなく（検査が行き届いていなかった可能性はあります）、ワクチン接種率も約30%と、他の先進国よりも低かったのです。もしも大変異が起こるのであれば、ワクチンの接種率が高い国ではないかと考えていました。そのため、私は、オミクロンBA.1は南アフリカで出現したのではなく、どこか別のワクチン接種率が高い国（イスラエルや欧州、アメリカなど）で出現して南アフリカに持ち込まれたのではないかと考えました。

次に驚いたのは、オミクロン変異体には変化する過程を示す中間体が見つからなかったことです。

南アフリカ共和国はアフリカの経済大国であり、南部アフリカ地域でヒト免疫不全ウイルス（ＨＩＶ）への感染を含めウイルス感染症の罹患率が高いことから、ゲノム解析の体制は整っており、先進国同様のサーベイランス（感染症の動向について調査や監視、分析など）が行われ、新型コロナウイルスの変異は逐次追えていたはずです。ところが、オミクロン変異体は降って湧いたかのように、突然現れたのです。つまり、オミクロン変異体に至るまでの変異体がまったく検出されていなかったのです。

ウイルスの変異は複製時のエラーで起こるのですが、一気に数十箇所入ることはないので、オミクロン変異体が人工でなければ何段階にも分けて変化していったはずです。たとえば30段階で変化するとしたら、途中の段階の変異体が集団中に増えていなければなりません。多くの国で新型コロナウイルスのスパイクタンパクの変異を追っていたのですから、その前段階の変異体（オミクロン変異体になる前の中間体）を検出できていたはずです。

動物のコロナウイルスとの「組換え」は考えづらい

コロナウイルスは1回の複製でいくつかの変異が入りますが、その中でウイルスが壊れることなく、ウイルスとして生き残る（活性を保持する）ことができる変異は、1個ないし数個であることが通常です。複製のエラーで変異ウイルスができる場合、一回の変異で一気に数十もの変異が入ったウイルスができるわけはありません。

しかし、コロナウイルスは別の方法で大変異することができます。組換え（リコンビネーション）です。

Aというコロナウイルスと Bという別種のコロナウイルスがあって、お互いが遺伝的に類似している場合、遺伝子配列の一部分がごっそりと入れかわるという現象が起こります。それはAとBが一つの個体の体内で同時に一つの細胞に感染した場合、AとBの配列が部分的に入れかわったものです（図2-2）。

AとBという別種のウイルスが同時に一つの個体の細胞に感染しなければならないの

図 2-2　コロナウイルスの組換えの概念図

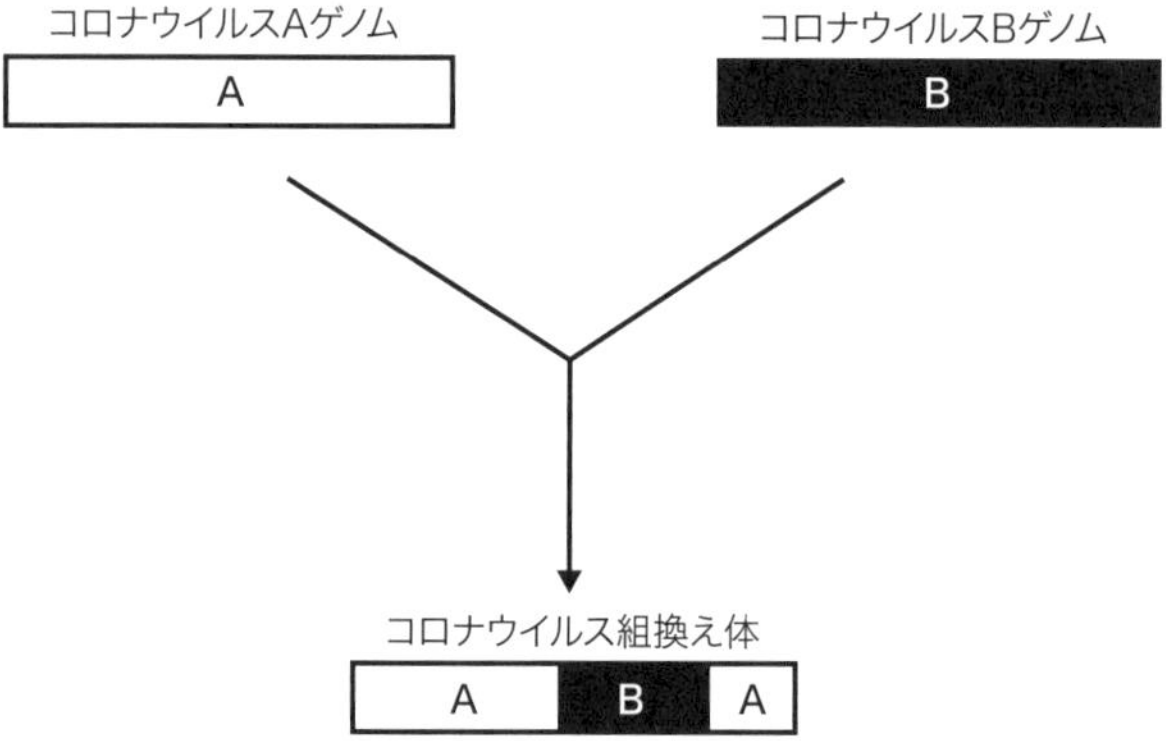

で、この現象はかなりレアなのですが、自然界では起こり得ます。

コロナウイルスでの組換え現象で有名なのはネコのコロナウイルスで、病原性の高いネコのコロナウイルスの配列を調べたところ、一部分がイヌのコロナウイルスの配列と置きかわっていたことがわかりました（Ref. 6）。この場合は、ネココロナウイルスに感染しているネコがイヌコロナウイルスにも感染し、ネコの体内で組換わったか、逆にイヌコロナウイルスに感染しているイヌがネココロナウイルスに感染し、イヌの体内で組換わったと考えられます。

私はこの現象を知っていたので、オミクロンは別の動物のコロナウイルスと新型コロナウイルスが組換わって生じたのではないかと考えました。ところが、データベースを検索してもオミクロン変異体の配列をもっている動物のコロナウイルスは見つからず、オミクロン変異体は、配列上は明らかに武漢型の新型コロナウイルスから変異したものであることがわかりました。スパイクタンパクに一気に30箇所ものアミノ酸変異がどうやって入ったのか、とても不思議に思いました。

「変異蓄積説」も考えづらい

多くのウイルス研究者も同じように不思議がっていたのですが、この現象をあくまでも自然現象として説明する人もいました。それは、新型コロナウイルスが村落などの限られた地域内で流行し、変異が蓄積し、独自に進化を遂げた後に都市部に持ち込まれ広がったという説です。1人のヒトに持続感染して変異するようなウイルスであれば、それもあり得ないことはないかもしれませんが、呼吸器型のウイルスで頻繁にヒトからヒトへ感染するウイルスが、ある特定の地域だけで流行して、このように変異を蓄積するのは考えにくいと思いました。

　アフリカにはＨＩＶに感染しても治療を受けられずにいる人が多くいます。そのようなヒトに新型コロナウイルスが感染し、免疫によって排除されずに持続感染して変異が蓄積した結果、オミクロン変異体ができたのだという説を唱える人もいました。私はこの説も説得力に欠けていると思いました。アミノ酸を変異させて免疫から逃れ続けた結果、アミノ酸変異が蓄積したということなのですが、特にＨＩＶ感染者で、アミノ酸をかえる選択圧が強力に働くのでしょうか。ＨＩＶ感染者の体内でアミノ酸が変異したウイルスしか増えられなかったという考えには無理があると思います。

　この時点（オミクロンの報告があってしばらくの間）でも、私は、新型コロナウイルスが人工であるとは考えていませんでした。あくまでも自然に発生するのだとしたらどのようなことがあったのだろうかと考えていました。変異のスピードが他のＲＮＡウイルスと比べて遅いとされるコロナウイルスで、どうして次々と武漢型と大きく異なる変異体が出てくるのか。またオミクロン変異体がどうやって生じたのか、どうして出現までまったく中間体が検出されなかったのか、不思議でなりませんでした。

オミクロンは明らかに人工ウイルス——「同義置換」がほとんどない

その後しばらくして、私の共同研究者であった田中淳《あつし》先生（現、大阪医科薬科大学助教）が、オミクロン変異体は人工ではないかと私に言い始めました。彼はオミクロン変異体のスパイクタンパクの配列を武漢型のものと塩基配列レベルで比べたのです。

私はそれまで、アミノ酸配列に変換して比較したものしか見ていなかったのです。塩基配列を比べた図を見て、私は瞬時に凍りつきました。明らかに人工ウイルスだと思ったのです。その理由をここから説明したいと思います。

新型コロナウイルスは一本鎖のRNAをゲノムにもちます。このRNAが転写される際に変異が入ります。RNA依存性RNAポリメラーゼが取り込む塩基を間違えるのです。もちろん酵素に意思はありませんので、その変異はランダムに起こります。

先に説明しましたが、RNAの塩基はA、G、C、Uの4種類で、三つの塩基の並びから成るコドンがアミノ酸に対応しています。メチオニンをコードするAUGが開始コドンで、その後、三つずつ区切ってアミノ酸が決まっていきます。

1ページのコドン表（口絵表0－1）を見ていただくとわかるのですが、一つのアミノ酸は複数のコドンに対応しています。つまり、塩基が変わったとしてもアミノ酸がかわらない場合があるのです。

塩基がかわることを置換といいます。アミノ酸の変異が起こらない塩基配列の置換を**同義置換**、アミノ酸の変異が起こる塩基配列の置換を**非同義置換**と呼んでいます。同義というのは同じ意味、つまり同じアミノ酸ということです。非同義は同じ意味ではない、つまり異なるアミノ酸にかわるということです。

同義置換は英語では synonymous substitution と呼んでおり、S変異とかS置換と呼ばれることがあります。非同義置換は英語では non-synonymous substitution と呼んでおり、N変異とかN置換と呼ばれることがあります。

武漢型と比較して、オミクロン変異体はどのように変異したのでしょうか。武漢型とオミクロン変異体BA.1のスパイクタンパクを核酸レベルで比較したところ、同義置換はわずか一つしかなく、残りはすべて非同義置換でした。これは明らかに異常で、これを見て瞬時に私はオミクロン変異体が人工であると思ったのです。では、なぜ非同義置換が圧倒的に多いという理由で人工であると考えたのでしょうか。

もう一度、コドン表をよく見てみましょう。例を挙げて説明します。セリンに対応し、Uから始まるコドンは、UCU、UCC、UCA、UCGの四つです。3番目の塩基はそれぞれU、C、A、Gですが、3番目の塩基がかわってもすべてセリンに対応します。このように3番目の塩基がかわってもアミノ酸がかわらないのは、他のアミノ酸についても見ることができます。

さらによく見ると、2番目の塩基がかわると必ずアミノ酸はかわることがわかります。1番目の塩基がかわるとアミノ酸がかわることも多いのですが、絶対ではありません。ロイシンやアルギニンを見て下さい。UUAもCUAもロイシンですし、CGAもAGAもアルギニンです。

もう一度まとめます。

コドンの2番目の塩基がかわるとアミノ酸がかわる。3番目の塩基はアミノ酸がかわらない同義置換になることが多い。1番目の塩基がかわるとアミノ酸がかわることが多いものの、そうでない場合もある、ということになります。

新型コロナウイルスのゲノムRNAの変異はRNAポリメラーゼのエラーで起こります。RNAポリメラーゼはRNAのそれぞれの塩基がコドンの何番目であるかを知る由はありません。変異はあくまでもランダムに起こります。そして、ある場合は同義置換であり、ある場合は非同義置換になります。つまり、核酸（この場合RNA）が変異した場合、同義置換と非同義置換が必ず同程度混ざることになります。

タンパク質はアミノ酸が連なったもの（ポリペプチド）ですが、ポリペプチドが折りたたまれて高次構造を取ります。この構造がタンパク質の機能に重要なのです。変異によってアミノ酸がかわればこの高次構造もかわります。特定の機能をもっているタンパク質であれば、アミノ酸が変異した場合、その機能が失われることがあります。

ウイルスのタンパク質でも同様で、変異が起こった場合、そのタンパク質の機能が失われて、ウイルスが増えなくなってしまうことが考えられます。その場合は、非同義置換は同義置換よりも少なくなります。同義置換は「基本的に」ウイルスにとって有利でも不利でもないので、同義置換の変異はどんどん蓄積していくことになります。「基本的に」と書いたのは例外があるからですが、ここでは省略します。

ただし、ウイルスが免疫から積極的に逃避する場合は、非同義置換が同義置換より多くなることもあります。アミノ酸を変異させて免疫から逃れた方が生き残りやすいからです。なぜそうなるのかを以下に説明します。

ウイルスが体内で増えていくうちに、生体の免疫が作動し、抗体と呼ばれるものができていきます。抗体は特定の異物（抗原）だけに結合し、補体と呼ばれる血液中のタンパク質やNK細胞と一緒に働いて感染細胞を死滅させて生体を守ります。また、抗体は遊離のウイルスに結合して、補体とともにウイルスを溶かしたり、ウイルスの感染に必要な部分に結合して、細胞に感染しないようにします（この場合の抗体を中和抗体と呼びます）。抗体がウイルスの感染を効率よく抑えた場合は、ウイルスは体内で増えることができなくなってしまいます。

細胞性免疫も感染細胞を認識して死滅させます。その時は、ウイルスタンパク質の配列の一部を認識して、細胞傷害性T細胞というものが感染細胞を攻撃するのです。

ワクチンを接種した場合も同様で、あらかじめワクチンを接種した場合、ワクチンが誘導する抗体や細胞性免疫がウイルスにとって不利に働くのであるなら、ウイルスはあまり増えることができず、個体間を行き来できなくなってしまうでしょう。その場合、その抗体や細胞傷害性T細胞から逃れるような変異がウイルスで起これば、変異体は生体で増えることができ、さらに個体間を行き来することができるようになるでしょう。

dN／dS比を求めてみると

これを検証するために、私たちは、普通、同義置換率（同義置換数／同義サイト数）と非同義置換率（非同義置換数／非同義サイト数）の比を求めます。

同義置換率はdS、非同義置換率はdNと表記しています。分子遺伝学の教科書に書いてあることですが、dN／dS比が1を越える場合は、その遺伝子には正の自然選択圧（positive selection）がかかっていると判断しています。dN／dS比が1の場合は自然選択圧はかかっていないと判断します。dN／dS比が1未満の場合は負の自然選択圧（purifying selection）がかかっていると判断します。この場合は、アミノ酸配列の変化が生存に不利になっていることを意味しており、機能的制約がかかっていると考えます。

免疫から逃避するウイルスとしてはヒトにＡＩＤＳ（エイズ）を引き起こすＨＩＶが知られています。ＡＩＤＳは後天性免疫不全症候群（Acquired Immunodeficiency Syndrome）の略称になります。

ＨＩＶはレトロウイルス科レンチウイルス属に分類されるウイルスです。ＨＩＶはさらに1型（HIV-1）と2型（HIV-2）に分かれます。HIV-1はチンパンジーからHIV-2はスーティーマンガベイというサルからヒトに感染して広がったと考えられています。HIV-1は病原性が高く、HIV-2はHIV-1と比較して病原性は低いと考えられていました。

一方、野生のサルにもＨＩＶに近縁のウイルスが感染しています。その中にアフリカミドリザルのレンチウイルスがあります。このウイルスはSIV_{AGM}と呼ばれます。ＳＩＶはサル免疫不全ウイルス（simian immunodeficiency virus）の略称です。ＳＩＶの後のＡＧＭはアフリカミドリザル（African green monkey）の略称になります。ＨＩＶやＳ

ＩＶのウイルス粒子の一番外側には、エンベロープタンパク（Ｅｎｖ）が存在します。このＥｎｖと細胞表面上のＣＤ４と呼ばれる分子が結合して、細胞に感染していきます。つまり、Ｅｎｖは新型コロナウイルスのスパイクタンパクに相当するものです。

病原性はHIV-1が最も高く、感染した場合、ほとんどのヒトはウイルスの増殖を抑える治療薬を飲まないと、やがて免疫不全になり、亡くなります。免疫不全とは、免疫に異常が起こって生体防御がなされない状態を指します。HIV-2も免疫不全を誘導しますが、その率はHIV-1よりも低く、一般的にHIV-2はHIV-1よりも弱毒とされています。

アフリカミドリザルは文字通りアフリカに広く棲息する霊長類です。アフリカミドリザルの多くはSIV_{AGM}に感染しています。ＳＩＶはサル免疫不全ウイルスの略称ですから、SIV_{AGM}も免疫不全を起こすと思われるかもしれませんが、SIV_{AGM}はアフリカミドリザルに感染しても病気を起こしません。

これらの三つのウイルスの塩基配列をたくさん集めてきて、Ｅｎｖ遺伝子領域の変異のｄＮ／ｄＳ比を調べた研究があります（Ｒｅｆ．７）。それによると、HIV-1が一番高く、次いでHIV-2が高く、SIV AGMは低いという結果になりました。ウイルスが積極的に免疫から逃れる場合は、アミノ酸が変異したものが生体内で増える傾向になるので、dN／dS比は高くなるということです。

私が研究していたネコ免疫不全ウイルス（FIV）はさまざまな遺伝型があり、AからFのサブタイプに分かれています。疫学調査では、サブタイプAは比較的病原性が高く、サブタイプBは病原性が低かったのですが、この場合もdN／dS比はサブタイプAが高くサブタイプBが低いという結果が得られています（Ref.7）。

新型コロナウイルスのスパイクタンパクでオミクロン変異体のBA.1と武漢型を比べると、一つの同義置換を除いて、その他の30箇所で起きていたのは非同義置換でした（口絵図0-1）。このような極端な偏りを私は見たことがありませんし、これが自然に起きたとはとても思えません。ウイルスゲノムRNAの複製でエラーが生じて、ランダムにRNAの塩基がかわったとしたら、同義置換が非同義置換と同程度起こるはずです。仮に非同義置換がウイルスの生存に有利だったとしても、このような極端な偏りは起こらないはずです。

従来のヒトコロナウイルス229Eの分離株のスパイクタンパクの変異も調べてみましたが、非同義置換が18箇所あるのに対し同義置換は14箇所ありました。なおこの変異は約4年間でみられたものです。

免疫（抗体や細胞性免疫）から逃避することが有名なHIVでもこのように偏りのある変異は起こらないのに、なぜ新型コロナウイルスでは自然で起こると言えるのでしょうか。新型コロナウイルスももちろん免疫から逃れるとは思いますが、HIVよりも免疫から積極的に逃避しているとは思えません。呼吸器疾患を起こすヒトコロナウイルスはまったく同じウイルスであっても、何度も感染することがわかっています。血中に中和抗体があったとしても、何度も感染するのです。免疫から積極的に逃れなくても新型コロナウイルスは感染して増殖することができます。

アルファ、ベータ、ガンマ、デルタ、ラムダ、ミューも同様

非同義置換が30箇所もあるのに同義置換がわずか1箇所であることから、人工ウイル

スであることは明白だと私は考えました。それでもなお、多くの人たちは、自然でもそのような変異は免疫不全の患者ではあり得ると主張しました。私は非同義置換に偏ることはあっても、ほとんどが非同義置換になるのはどんな状況でもあり得ないと考えています。

オミクロン変異体BA.2についても調べてみると、BA.1とまったく同じように、異常な変異が起こっていることがわかりました。BA.2のスパイクタンパクの配列を調べたところ、同義置換はBA.1と同じくわずか1箇所で、非同義置換は24箇所もあったのです（口絵図0－1）。

オミクロン変異体がこのような異常な変異をしていることがわかったので、次に、他の変異体、アルファ、ベータ、ガンマ、デルタ、ラムダ、ミューについても同様に調べました。すると、その結果も驚くべきものでした。オミクロン程は変異していないものの、どれも同義置換はほとんどありませんでした。アルファとベータ、ガンマ、デルタ、ミューに至っては同義置換がゼロの分離株もありました（口絵図0－1）。

さらに興味深いこともわかりました。

武漢型から時間経過と共にアルファ、ベータ、ガンマ、デルタ、ラムダ、ミューと変異体が出現したのですが、これらの変異にはまったく連続性が見られなかったのです（口絵図0－1）。たとえば、アルファ変異体に変異がさらに蓄積していってベータ変異体やガンマ変異体になったというわけではなく、すべてが独立して武漢型から変異していたのです。しかし、出現した時間がずれているのです。

たとえ話をしたいと思います。顔に傷がついて変異をしていくと考えて下さい。何も傷がない顔に、右眉、左頰、鼻の頭に傷が入ってA変異体からB変異体になったとします。C変異体がB変異体から生じたとしたら、C変異体にも右眉、左頰、鼻の頭に傷は残っているはずなのですが、C変異体にはこれらの傷がないということなのです。実際には一部共通している変異もあるのですが、それぞれの変異体で変異の多くが新規のものだったのです。

新型コロナウイルスの新しい変異体が出現する時は、同義置換がほとんど入っていないのですが、その後の変異体の派生型では同義置換は入っていきます。不自然さはありません。この変異で生じた同義置換は時間経過とともに少しずつ蓄積していくのですが、新しい変異体が生じる時はそれがないのです。このようなことが何度も繰り返されたのです。

このおかしな現象に気付いた人は世界で何人もいました。国内ですと筑波大学の掛谷《かけや》英紀《ひでき》先生、ミラノ在住の日本人研究者である荒川央《あらかわひろし》先生もそうです。掛谷先生も荒川先生のどちらもプレプリントサーバーに論文を投稿しています（Ref．8，9）。私はそれも見て、さすがにこれはおかしいので大騒ぎになるだろうと考えていました。

BA.1の「親」が31もいる！

ここまで来ると、すべての新規変異体（変異体から通常の変異で生じる派生型は除く）は人工であると考えざるを得ません。ところが、自然発生説を主張する研究者（人工説を受け入れられない研究者）は、どこかでそのような変異が起こり得るのだと主張し続けました。他に人工であることを裏付ける証拠はないものかと考え、さらに解析を進めました。

すると、驚くべき結果が得られました。オミクロンBA.1はスパイクタンパクに30箇所のアミノ酸の変異（非同義置換）があります。武漢型から一つずつアミノ酸の変異が蓄積してオミクロンBA.1になったと考えるのが普通なのですが（もちろん、一気に二つ以上のアミノ酸変異が起こる可能性はあります）、どのような順番で変異したのか興味がありました。オミクロンBA.1が出現する直前の配列は、オミクロンBA.1の変異から一つのアミノ酸が武漢型に戻った配列があったはずだという仮説のもとで検索をしていきました。具体的には、オミクロンBA.1から一つだけ武漢型に戻っている配列をBA.1マイナス0.1と命名して検索したところ、驚くべきことに31種類のBA.1マイナス0.1が見つかったのです（口絵図0-2）。

私たちは、武漢型からオミクロンBA.1に徐々に変異が蓄積して、最後の一つのアミノ酸がかわることでオミクロンBA.1になると考えていました。したがって、BA.1の親（BA.1になる直前のウイルス）は1種類だと考えていたのですが、なんと31種類のBA.1マイナス0.1が見つかってしまったのです。

この現象の解釈はとても悩ましいのですが、普通に解釈するとBA.1マイナス0.1が親ではなくて、逆にBA.1が親株であって、BA.1マイナス0.1はBA.1から変異して生じたものと考えられます。つまり、BA.1は突然武漢型から変異して生じ、その後で、1箇所だけ変異をもとに戻した（復帰突然変異と呼びます）BA.1マイナス0.1が31種類誕生したということになります。そのようなことが自然界に起こり得るのでしょうか？

もちろん、復帰突然変異が起こることはあるのですが、アミノ酸一つを狙ってもとに戻す変異が入るというわけではありません。ですので、他の部位の塩基にも変異が入り、新たな同義置換も起こるはずです。しかし、BA.1マイナス0.1の多くは、元のBA.1に比べて、新しい同義置換もなかったのです。

私たちはこの結果を以下のように解釈しました。「武漢型に変異を一気に導入しオミクロンBA.1をつくった。その際、アミノ酸1箇所だけを武漢型に戻した変異体のバージョン（BA.1マイナス0.1）をシステマティックに人為的につくり、それを拡散させた」。もちろん、意図をもって拡散させた証拠はなく、事故により流出した可能性がありま す。しかし、その可能性は、残念ながら低いのではないかと考えています。

新型コロナウイルスの塩基配列の変異を見ていくと、アルファ、ベータ、ガンマ、デルタ、ラムダ、ミュー、オミクロンはすべて武漢型に人為的に変異を導入してつくられたウイルスと考えざるを得ません。最初の新型コロナウイルス（武漢型）は研究機関から事故で流出した可能性はあるのですが、次々と変異体が事故で流出するというのは考えにくいことです。時期をずらして、一つの変異体の流行が収まった頃に次の変異体が現れています。私は、かなり計算してウイルスが人為的に拡散されたと考えています。そうなると、オミクロンBA.1も一群のBA.1マイナス0.1とともに人為的に拡散したものと考えざるを得ません。

好奇心で変異体をつくったようにしか見えない

では、なぜBA.1から武漢型に一箇所だけ戻した変異体（BA.1マイナス0.1）をつくって拡散させたのでしょうか。

私たちは、常日頃からこのように一箇所だけを変異させた変異体をつくり、実験をしています。ウイルスの一つのアミノ酸変異がウイルスの表現型（ウイルスの生物学的な性質）に及ぼす影響を調べるためです。私たちはそれを点変異（point mutation）の導入と呼んでいます。

ウイルスは変異によって大きく性質を変えることがあります。ブタのコロナウイルスでは、変異によって呼吸器系の疾患を起こすウイルスになったり、消化器系の疾患を起こすウイルスになったりします（Ref. 10）。マウスのコロナウイルスは、肝炎を起こすウイルスなのですが、変異が入ると脳炎を起こすようになります（Ref. 11）。

これらの性質が違うウイルスの塩基配列を調べても、どの部位のアミノ酸変異が疾患をかえるのかは、すぐにはわかりません。実際には、性質の違う2種類のウイルスで異なるアミノ酸を一つずつかえていって、どの部分の変異が誘導する疾患をかえたのかを調べるのです。一つの変異では説明がつかず、複数の変異で性質が変わるということもあります。

オミクロンBA.1は武漢型と比較して、30箇所以上のアミノ酸変異や欠失・挿入が入っています。その変異や欠失、挿入がウイルスの生物学的な性質にどのように影響を及ぼすのかを調べるには、アミノ酸を一つずつ武漢型に戻したものをつくり、生物学的な解析をすればよいのです。私には、そのような実験を実際にヒトで流行させて調べたように思えるのです。

そして驚くべきことに、このような復帰変異のセットはBA.1だけで見られるものではありませんでした。

オミクロン変異体は多くの種類があるのですが、2022年から2023年にオミクロン変異体で世界で流行したのは、BA.1からBA.5でした。BA.2も同様の手法で調べたところ、BA.1と同じく、武漢型に一つだけアミノ酸を戻した変異体のセット（BA.2マイナス0.1）が観察されました。さらに興味深いことに、BA.1で一つだけアミノ酸が変異したBA.1.1（スパイクタンパクの346番目のアミノ酸がアルギニン（R）からリジン（K）に変異したもの）に関しても、武漢型に一つだけアミノ酸配列を戻した変異体のセット（BA.1.1マイナス0.1）が観察されました（口絵図0-3）。ただし、他のオミクロン変異体の系統に関しては、明確な復帰突然変異のセットは観察されませんでした。

BA.1マイナス0.1とBA.1.1マイナス0.1のセットを比べるとさらにおかしなことがわかります。そもそも同義置換が一つだけというのが不可解なのですが、まず、BA.1.1マイナス0.1

で見られる追加の同義置換が、ほとんどの分離株において21595番目に起こっているのです。具体的には、21595番目のRNAがcからuに変異（c21595u変異）しています。本来塩基の変異はランダムに入るはずなのに、なぜ一様にc21595u変異ばかり起こっているのでしょうか。さらに、BA.1.1マイナス0.1でこの同義置換が起こっているのに対し、BA.1やBA.1マイナス0.1ではほとんど見られないのも不思議な現象です（図0－2と図0－3）。BA.1.1がBA.1からできた直後に、（つまり346番目のアミノ酸がRからKにかわった直後）、この同義置換が入り、さらにそこから一連の復帰突然変異が起こっていったと考えたら説明がつくのかもしれませんが、そうだとしても、BA.1.1でもBA.1と同様に、復帰突然変異がまるでシステマティックに起こり、BA.1.1マイナス0.1ができたと考えるしかありません。

この現象の「奇妙さ」を伝えるのはなかなか難しく、同業者にもわかってもらえないのですが、実はこの現象こそが最もあり得ないもので、人工物仮説の最も決定的な根拠になるものだと私たちは考えています。

この現象を何人かのウイルス専門家に話したのですが、「復帰突然変異は、その復帰したアミノ酸をもつ新型コロナウイルスと組換わったものなのではないか」という反論を受けました。確かにその可能性は考えられるので、私たちもその可能性を詳しく検討しましたが、すべての復帰突然変異をそれ（他の変異体との組換え）で説明することは困難だと結論づけています。

組換えが起こる時は一部分がごっそりと組換わります（図2－2）。それは組換え現象の仕組みによります。同じ配列のところ（相同配列）を利用して組換わるのですが、それにはある程度の距離が必要です。組換え場所が近過ぎると組換えできないのです。しかし、一部の復帰突然変異はあまりにも近接しているもので、その部分の復帰突然変異を組換えで説明することはできません。

特にアミノ酸が欠失したり挿入されたりした変異が復活するのは、ランダムなＲＮＡの変異では成し得ないもので、ＲＮＡの配列に追加や削除がなければなりません。自然にそのようなことが起こるのはかなり難しいため、通常はそのアミノ酸をもつ（あるいはもたない）変異体と組換わる必要があります。これに関しては、体の中のどこかでその配列をもった変異体が残っている人（持続感染している人）にBA.1が感染したのだという反論もありましたが、時系列的にその説明が困難な変異もありました。

田中先生と私はこの解析結果を見て憤《いきどお》りました。もし私たちの推察が正しいとしたら、犯人（1人ではは到底できないので相当数の研究者で構成されるグループ）は、世界を混乱させる目的というよりも、知的好奇心で動いているようにしか見えないのです。

プエルトリコでウイルスがつくられた可能性

さらに解析を進めたところ、驚愕の結果が得られました。BA.1は南アフリカで2021年11月に見つかり、BA.2もフィリピン（その後デンマーク）で2021年11月に見つかっています。BA.1とBA.2はともにオミクロンですが、分子系統解析をすると武漢型から独立に、つまり連続性がなく変異してできたものです。BA.1とBA.2は世界中に蔓延し、BA.1とBA.2の組換え体も観察されるようになりました。先に、ネコのコロナウイルスとイヌのコロナウイルスで説明した組換え体です。BA.1とBA.2に同時感染したヒトでは、BA.1とBA.2が一部組換わったキメラウイルスができることがあるのです。

そして、このBA.1とBA.2の組換え体をデータベースで検索したところ、2020年のプエルトリコで見つかっていたのです。BA.1とBA.2は2021年に出現したと考えられるので、何かの手違いかと思ったのですが、塩基配列の登録データとウイルス分離株につけられた番号からは、入力ミスではないと考えられました。ただし、この配列は長らく登録されておらず、2022年から2023年にかけて登録されたようでした。

この登録データが本当ならば、オミクロンは南アフリカやフィリピンで発生したのではなく、もっと以前にカリブ海に位置するアメリカのコモンウェルス（自治連邦区）のプエルトリコで流行していたことになります。

BA.1とBA.2が人工ウイルスであるとしたら、世界的に流行するより以前に、プエルトリコの研究所でつくられ流出した、あるいはプエルトリコで人為的に拡散された可能性が考えられます。それであれば、オミクロン変異体にアメリカが関与していた可能性があったのでしょうか。

2023年1月、プロジェクト・ベリタスというアメリカの調査グループによりファイザーの幹部社員がおとり取材され、その動画がYouTubeで世界中に拡散されました。

動画の中でその幹部社員は、ファイザー社は新型コロナウイルスのワクチン開発を先取りするために、ウイルスを変異させる研究を行っている、また自分自身は武漢型新型コロナウイルスは人工だと思っていると話していました。私は、この話の内容は真実であり、同時に、これまでの変異体に関しては製薬会社の関与はなかったのだと思いました。

ここまで不可解なデータが出たことで、私も田中先生もさらに恐ろしくなりました。もちろん、私たちの推論が間違っている可能性はありますが、もし正しければ、新型コロナウイルスの騒動は仕組まれたものだということです。次々と新しい変異体がつくられて、それによってたくさんの人々が亡くなっているのです。

論文に圧力がかかった可能性

２０２２年の春には、私も田中先生もこれをどのように公表すべきなのか悩む日々を過ごしていました。そのような時に、真剣にこの問題に向き合い議論することができた方がいます。掛谷英紀先生です。

掛谷先生は早くから武漢型新型コロナウイルスが人工ウイルスだと主張されていました。オミクロン変異体の解析結果から、オミクロン変異体が人工ウイルスであることを確信した時、私は、掛谷先生の仰っていたことが正しかったのではないかと思うようになりました。

新型コロナウイルスが人工ウイルスではなく、自然に発生したものであると主張した論文が２０２０年にNature Medicineに発表されていましたが（Ref.12）、私は自然発生に決まっていると思い込んでいたので、その論文をしっかりと読んではいませんでした。そのことはとても反省しています。そこで、改めて読んでみたのです。

科学論文は、ひとつの仮説を検証するために、合理的に証拠を積み重ねる必要があります。しかし、その論文には、新型コロナウイルスが自然発生したという明確な証拠は記されていないにもかかわらず、断定的な論調で自然発生したものであると結論づけていました。これは科学論文としてはあり得ないものです。

その後アメリカ国内における調査により、この論文の著者たちが、実は新型コロナウイルスが人工のものである可能性を考えていたことがわかりました。ではなぜ、論文の結論が自然発生説になっているのか。そこには、アンソニー・ファウチ氏（当時、アメリカ国立アレルギー感染症研究所所長）の圧力があったようなのです。

この件の詳しい経緯については掛谷先生が『学者の正義』（扶桑社新書）に書いています。不自然な論文の著者たちが新型コロナウイルスが人工である可能性もあることを、内々で話していた記録が出てきたのです。

武漢型新型コロナウイルスは人工か？

武漢型の新型コロナウイルスが人工であるかについては、『Ｗｉ Ｌ Ｌ』（ワック）の２０２４年４月号に掛谷先生が詳しく書いています。

新型コロナウイルス研究所起源説を示唆する状況証拠として掛谷先生が重要だと考えている理由は以下の四点です。以下に『Ｗｉ Ｌ Ｌ』の記事を引用します（Ｒｅｆ．13）（一部語句の表記が本書と異なりますが、そのまま引用します）。

①スパイク蛋白が最初からヒトのＡＣＥ２受容体に最も結合しやすい（感染しやすい）ようになっていた。

②他のＳＡＲＳ系ウイルスには全くない、細胞内に侵入しやすくする配列（フーリン切断部位）がスパイク蛋白に挿入されている。

③八万以上のサンプルを調査しても中間宿主（ヒトに感染させた動物）が見つかっていない（ＳＡＲＳやＭＥＲＳでは数ヶ月のうちに見つかっている）。

④制限酵素切断部位というウイルス人工合成に必要な部位が、合成に都合のいい箇所に配置されている。

引用は以上です。

果たして、これらの理由は決定的な証拠になるのでしょうか。①と②に関しての反論は先述しました。③に関しては、ＳＡＲＳやＭＥＲＳの中間宿主もあくまでも仮説であって、今でも決定的な中間宿主が見つかっているわけではありません。ＳＡＲＳ－ＣｏＶ－２の中間宿主はセンザンコウと考えられていますが、それに関しても決定的ではありません。

④に関してですが、この仮説は、これはドイツ人免疫学者のバレンティン・ブルッテルらのグループの論文によるものです。彼らは特定の制限酵素の切断部位（配列）がおよそ3万のゲノムを等間隔に分割するように並んでいることを発見したのです。彼らはBsaIとBsmBIという制限酵素を使ってウイルスを合成したのではないかと推察したのでした。偶然にこの制限酵素の切断部位が等間隔に並ぶことは確率的に十分に低いと筆者らは主張しています。

しかし、この仮説が有力視されるためには、実際にそれらの制限酵素を使って合成する実験を行っていた（あるいは計画していた）という証拠が必要です。ウイルスをつくるのにそのような実験方法で行うのは考えづらいのです。唯一そのような方法をとる可能性として考えられる実験は、六つの部品に分けてそれぞれのパーツで変異を複数導入して、制限酵素を使って組み合わせで多数の変異体を一気につくり、その中からどれがよく細胞や動物で増殖するのかを確かめるというものです。しかし、このような方法で実験をしている研究グループがコロナウイルスの研究分野でこれまであったのかは、私は知らないのです。むしろこのような方法は私には非効率的であるように思います。

ところが、掛谷氏によるとそれを裏付ける文書（マイクロソフトのWordでつくられた文書）が公開され、その文書に「コロナウイルスの人工合成の実験はアメリカのノースカロライナで行われることになっているが、実際はこれらの実験が武漢市のＢＳＬ－２で（ＢＳＬ－３ではなくて）行われるだろう。」とWordのコメント機能を用いて書かれていたそうです。そして、スパイクタンパクにフリン切断部位を導入する計画や、六つにゲノムを分割して制限酵素を使ってウイルスを合成すると明記されており、さらにその実験に使われるであろうと予想された制限酵素の発注記録が残っていたというのです。

私は掛谷先生を信頼していますが、この情報の真偽を直接確かめる方法は私にはありません。しかし、この情報が本当ならば、武漢型新型コロナウイルスも人工ウイルスである可能性は高いということになります。武漢型新型コロナウイルスが人工であるかどうかを確定させるためには、もっと強固な客観的証拠や関係者の証言が必要です。

残念ながら結論はまだ出せませんが、他の変異体が人工である可能性が高いことを合わせて考えると、最初の武漢型から人工であったという可能性も高いと思っています。

しかし、私たちは、武漢型が人工であるという説に対しては客観的なデータを持ち合わせないので、断定的な主張をすることはできません。

変異体が人工ウイルスであるかどうかは、誰でもアクセス可能な公共のデータベースに載せられた配列情報から議論できるはずなのですが、その議論は海外でもあまりされていないようです。武漢型が人工であるかどうかの議論よりも、より客観的な解析ができるのにもかかわらずです。

プレプリントサーバーへの論文の掲載を拒否された

私たちは、先述のように、オミクロン変異体が人工である可能性が高いという決定的なデータを出していたのですが、発表するのをしばらく躊躇《ちゅうちょ》していました。現実に人工ウイルスをばらまくというのは受け入れ難《がた》く、何度も自然に変異したという理由付けはできないかと自問自答していました。さらに、身に降りかかる危険を回避する方法も考えておかなければなりませんでした。

あまりにも怖いことなので、私たちの論文の公表は欧米研究者の発表があるまで待とうと考えました。配列情報を見れば明らかなことなので、2023年になればウイルス学の分野で影響力がある研究者の誰かが言及するだろうと思ったのです。その時になれば私たちのデータを出して、後方支援にまわることができます。

しかし何の進展も見られず、2023年の7月になってようやく私は意を決し、論文を発表することにしました。

論文は正式に審査される前に、bioRxiv や medRxiv などのプレプリントサーバー（査読前の論文を発表できるサーバー）に公開することができます。私も学術誌に投稿する前に bioRxiv にアップロードしました。bioRxiv も medRxiv のどちらも内容に関する審査は行われず、論文の形式（書式）だけをチェックされると認識していました。通常は数日で掲載されるのですが、その時は、連絡がないまま1週間程過ぎて思わぬ結果が届きました。なんと！　掲載を却下されたのです。これにはとても驚きました。私はこれまで英文の国際雑誌に210本以上も論文を掲載してきたのですが、まさかプレプリントサーバーへの掲載が断られるとは思いもしませんでした。私の知る限りプレプリントサーバーへの掲載が拒否されたという話は聞いたことがありませんでした。すぐに掛谷先生に連絡したところ、掛谷先生も同日bioRxivに論文掲載を拒否されたそうです。その後、このbioRxivやmedRxivを管理しているのがアメリカのコールドスプリングハーバーラボラトリー（Cold Spring Harbor Laboratory）であり、これらを仕切っているトップの1人が、新型コロナウイルスが自然発生したというNature Medicine論文の著者のひとりであったことを知りました。

この論文は、掛谷先生にアドバイスを頂いて、スイスのZenodoというプレプリントサーバーに公開することができました（Ref．14）。私はこの時、国内外で騒がれて自分の身が危うくなる不安と闘っていましたが、それは人生ですでに何度目かの経験でした（詳しくは拙著『ウイルス学者の責任』をご覧ください）。

私たちがZenodoに公開した論文（プレプリント）は、2024年6月の時点で16万5000ビューになりました。ダウンロードも9万回を超えています。

国内においては、新型コロナウイルスが人工ウイルスであると発言しようものなら、陰謀論者とレッテルを貼られます。それは研究者の間でも同じでした。

「本来の研究に戻れ」

私は、2023年9月に開催された日本ウイルス学会の学術集会で、この論文をポスター発表しました。これに先立ち、ウイルス学会の大御所に相談したところ、「そんな馬鹿馬鹿しいことを言うな。本来の研究に戻れ」と言われてしまいました。多くのウイルス研究者に人工ウイルスである可能性を真剣に議論してほしいという私の意思は強かったのですが、一方で、ウイルス学会で人工ウイルス説を披露したら間違いなく三流研究者のレッテルを貼られるだろうということはわかっていました。

この学会ではポスター発表でしたが、それでもたくさんの人にデータを見て頂けました。若手研究者と対面で討論できたよい機会でした。

このウイルス学会の日程に合わせて、私は独自に民間の会議室を借りてミニシンポジウムを企画しました。夜間に、ウイルス専門家が学会のしがらみを離れて忌憚《きたん》なく議論できるようにと準備しました。しかし、学会関係者の出席は我々関係者しかありませんでした。やはり、彼らは「新型コロナウイルスが人工である可能性を考察する必要もない」と考えているようでした。

科学的議論が封殺されている

その後、この論文を海外のウイルス学専門誌にも投稿しました。ところが、内容がセンセーショナルであることを理由にされ、審査にさえ進みませんでした。人工であると断定はしていないし、犯人が誰かなどとも書いてはいなかったのですが、論文の内容では人工ウイルスの合成に関与している国も容易に推察されてしまうため、欧米の雑誌では掲載は無理だという結論に至りました。

そこで、ロシアのウイルス学専門誌にも投稿したのですが、まったく論理的ではない言いがかりのような審査員の批判的コメントで掲載を拒否されました。決定が覆ることはないとはわかっていたのですが、反論は提出しています。

雑誌社もこのような内容の論文を掲載することをリスクと考えているのかもしれません。それは致し方ないことだと思っています。雑誌が潰されてしまうおそれもあります。

私たちの論文も最終的には専門誌に掲載されてほしいのですが、相当先になるのか、あるいはその時は永久に来ないのかもしれません。しかし、私たちはプレプリントサーバーに載せることはできたので、問題を提起するという目的は果たせたと考えています。

私は新型コロナウイルスの各変異体は、私の長年のウイルス研究から得られた知見をもって、自然に発生したとは考えられないのです。

ただし、私が知らない未知のメカニズムがあって、自然にできた可能性がゼロではありません。また、データベースそのものが攪乱《かくらん》されている可能性や、間違っている可能性もないとは言えません。しかし、今のところ出ているデータからは人工につくられたと考えざるを得ないというのが偽らざる気持ちです。それを公表すべきなのか、そうでないかに関しては議論があるかもしれませんが、私は新型コロナウイルスが人工ウイルスであるならば、それはとてつもない犯罪であり、二度と繰り返してはならないと思っています。その観点から、人工ウイルスであるのかに関して真剣に科学的な議論が必要だと考えています。しかし、科学の世界ではこの議論すらも封殺されているようです。

第三章

mRNAワクチンの様々な問題

mRNAワクチン接種開始前に懸念していたこと

２０２１年２月、医療従事者に対する新型コロナウイルスワクチンの先行接種が開始されました。当時、私が書いた一つの文書がパソコンに残っていたので、ここに紹介します。この文書は様々な立場にある知人（行政関係者、政治家、ウイルス研究者など）に宛てて送ったものです。海外の研究者にも英文で送りました。返事を頂けたのは、グラスゴー大学留学時の恩師であるOs Jarrett教授、大阪大学理学部の中野貴志教授、そして氏名は伏せますが大阪府で行政に携わる方です。他の方からの返信はありませんでした。

これを読めば、ウイルス研究者である私が先行接種が開始される前に、どのようなことを懸念していたかがわかると思います。

なお、この文書の表題は「新型コロナウイルスワクチンの長期的リスク可能性と戦略」です。一部文章がこなれていないところや誤字脱字もありますが、原文を変えずにそのまま引用します。

新型コロナウイルスワクチンの長期的リスク可能性と戦略

1）コロナウイルスに対する抗体について
コロナウイルスに対する抗体には良い抗体と悪い抗体がある。ワクチン接種によって、良い抗体と悪い抗体ともに誘導される。しかし、その比率は人によって異なる。良い抗体が多く誘導されれば、抗体は役に立つといえるが、悪い抗体が多く誘導されれば、抗体は危険因子（感染増強に働く）になる。コロナウイルスでは、ワクチンによって抗体が誘導されればよいという単純なことではない。また、人によって誘導される抗体の質は異なる。

2）新型コロナウイルスワクチン接種による重症化のリスク
新型コロナウイルスのワクチンで未知なのは、悪い抗体を誘導しやすい体質の人がどれくらいいるかということである。もし少数の人が悪い抗体を作りやすいとすれば、ワクチンの有効率がいくら高くても、一部の人にとっては、ワクチンによって感染を防御できないばかりか、発症率や重症化するリスクを高めてしまう、ということになる。しかし、それは統計的には現れにくい。

仮に90％の人にとってワクチンが有効でも、1％の人にとってはワクチンが有害である（残り9％の人には有効でも有害でもない）とすると、残念ながら数万人ほどの規模の治験ではなかなか有害例が見えてこない。ワクチンの有効性が高いと、当然ながらワクチンを受けて発症した人が少なくなり、ワクチンを受けたがゆえに重篤化してしまった人を発見することが困難になる。

例えば、10万人の治験（ワクチン接種群5万人、プラシーボ接種群5万人）で、ワクチンを受けなくて（プラシーボ接種群で）発症した人が200人で、ワクチンを受けて発症した人が20人いたとすると、有効率は90％となる。しかし、ワクチンを受けて発症した20人の中には、ワクチンを接種して抗体が誘導されずに発症した人の他に、悪い抗体が誘導されたがために重症化した人がいたのかも知れない。それが見えないのである。

この可能性に関しては、有効率が維持されている限り、大きな問題にはならないのかも知れないが、ワクチンを接種して発症し死亡した場合、ワクチンを接種したがために重症化した可能性は否定できないため、訴訟リスクはあると思われる。

3）従来型風邪コロナウイルス感染の重症化に関するワクチンの影響

次にわからないのが、従来の風邪コロナウイルスに対するワクチンの影響である。Aというウイルスに対する良い抗体がAに遺伝的によく似たBには悪い抗体になることがある。有名な例はデングウイルスである。デングウイルスには1から4の型（血清型）があって、1型に対する良い抗体は他の型にとっては悪い抗体になってしまう。1型に感染したあと、2〜4型に感染すると重症化してしまい、死亡する確率が高くなる。

今回の新型コロナウイルスに遺伝的に近い従来型のヒトの風邪コロナウイルスは2種類ある（ともにベータコロナウイルス属に属している）。他にも、もう少し遺伝的に離れたヒトの風邪コロナウイルス（アルファコロナウイルス属に分類）も2種類ある。あまり知られていないが、新型コロナウイルスに遺伝的に近い（同じベータコロナウイルス属）下痢を引き起こすヒトコロナウイルスもある。さらに、現在なりをひそめているMERSコロナウイルスも入れると、今回の新型コロナウイルスに遺伝的に近いヒトコロナウイルス（ベータコロナウイルス）は4種類存在することになる。他にも報告されていないだけで、様々なコロナウイルスがヒトに感染していて、普段は何も病気を起こしていない可能性もある。

新型コロナウイルスに対する良い抗体が、従来型のヒトコロナウイルス（特にベータコロナウイルス属）に対して悪い抗体になりうるかどうかは、まだ良く分かっていない。もし悪い抗体になりうるのだとしたら、新型コロナウイルスのワクチンを打って、新型コロナウイルスの防御ができたとしても、従来型の風邪コロナウイルスに感染したときに、重症化するリスクが高まるということになる。今シーズンは従来型のコロナウイルスがまったく流行っていないので、その負の影響については検証ができない。試験管内で検証はできるはずであるが、その論文は私は見たことがない。

4）新型コロナウイルス変異株感染の重症化に関するワクチンの影響

次に変異型（一般的には変異種と呼ばれるが、ここでは変異型とする）である。新型コロナウイルスは徐々に変化していき、様々な変異型になる。ワクチンを接種して新型コロナウイルスに対して良い抗体が誘導されたとしても、その抗体が変異型に対して悪い抗体になってしまう可能性は否定できない。単にワクチンが効かないというのであれば、大きな問題ではないのだけれど、ワクチンを打ったがために、変異型に感染したときに重篤化してしまうリスクはどうしても排除できない。試験管内での検証もできるはずであるが、それには数ヶ月以上の時間が必要である。仮に、試験管内レベルでその可能性（ワクチンを接種したがために重症化する可能性〔感染増強作用〕）が実証され、公開された場合、ワクチンを接種した医療従事者が、新型コロナウイルス感染者に対応できなくなる事態に発展する可能性がある。

5）未知のコロナウイルス感染の重篤化に関するワクチンの影響

コロナウイルスは、様々な家畜、伴侶動物、野生動物に存在しており、ヒトが新しいコロナウイルスに感染するリスクは常にある。実際、中国においては、ウシのコロナウイルスがヒトに感染している例は報告されている。今後ヒトに現れるコロナウイルスの中に、新型コロナウイルスに遺伝的に近いウイルスがあるかもしれない。実際に、国内に存在するユビナガコウモリがベータコロナウイルスをもっていることは、明らかになっている（未発表データ）。その場合も、新型コロナウイルスのワクチンを接種しているが故に次に出現するコロナウイルスに対して、ワクチン接種者が脆弱になってしまう可能性はある。

6）ヒトコロナウイルスの感染バランスに及ぼすワクチンの影響

ヒトはコロナウイルスに感染し、何年かおきに再感染しているのだろう。疫学調査でも、いくつものコロナウイルスが順繰りに流行しているようである。その場合、何か不都合な免疫反応があっても、ごく一部の人が重篤化するだけですんでいたのかも知れない。私がわからないのは、多くの国民が一度に同じ型のコロナウイルス（新型コロナウイルス）に対して免疫をもつということがどのような影響を及ぼすかである。仮に新型コロナウイルスに対する免疫をもった人に不都合なコロナウイルスが出現したときにどうなるのかは予測がつかない。

7）新型コロナウイルスワクチンがウイルスの進化に及ぼす影響

新型コロナウイルスワクチンがウイルスの進化に及ぼす影響である。ウイルスは常に進化し続ける。コロナウイルスも例外ではない。新型コロナウイルスのワクチンを大多数の人が接種すれば、当然、新型コロナウイルスも免疫から逃れようと進化する。その時の進化のスピードは、ワクチンを接種しない場合よりも速まるであろう。また、その進化の方向が良い方向に向くのか、悪い方向に向くのかは不明である。このことは通常の感染でも同じこととなのかも知れないが、ワクチンを大量に接種したことによる影響は不明であるし、ワクチンの種類によっては進化の方向が異なる可能性はある。

8）まとめ

以上は、動物コロナウイルスやSARSコロナウイルス、MERSコロナウイルスで分かった知見に基づく、ウイルス学的に予想できるリスクである。

もちろん、今回のリスクと逆の可能性もあって、遺伝的に近縁なコロナウイルスに対する免疫（交差免疫）によって発症や感染が防御されることもあるだろう。また、ワクチンの効果は抗体だけではなく、細胞性免疫も重要な役割を担っている。悪い抗体が多少増えたとしても、有効な細胞性免疫が十分に誘導されていれば、問題は無いのかも知れない。しかしそれとても、どちらに転ぶかは予想できない。

コロナウイルスは抗体が悪さをする可能性があるということ、多種のコロナウイルスが同時に人に蔓延していることで、状況はかなり複雑となっている。コロナウイルスの未来はまったく予測できない。新型コロナウイルスに対するワクチンをヒトに大量に接種することは、人類はまったく経験がなく、どのような結末なるかはやってみないと分からない。このことは常に考えておく必要はあると思う。

現在、国内においては、新型コロナウイルス感染は十分に鎮静化しており、次の大流行は今年の11月以降になるだろう。次の大流行時にどのような変異型が出現するのか、どの風邪コロナウイルスが流行するかはわからない。しかし、それまでにはワクチンの影響（良い影響と悪い影響）については、完全ではないにせよ、ある程度知見が得られる可能性が高い。感染が猛威をふるっていた欧米は緊急的にワクチン接種を進めるのは理解できるところもあるが、国内がそれに流されて、大きな賭けをすることもないのではなかろうか。また政治家や行政としては、悲観的シナリオも考えたリスクヘッジ（BCP）はとるべきだろう。

引用は以上です。

最後に述べたBCPとは「Business Continuity Planning」の略です。「被害を最小化するための対策」という意味で、説明によく使われるのは、大きな会社で重要な人が移動する際に全員が同じ飛行機には乗らないという原則です。万が一、飛行機が墜落してしまい経営陣が一度に亡くなってしまったら、会社が継続できません。そのためにリスクを分散させて、別々の飛行機に乗るべきであるという考えです。

私はmRNAワクチンで抗体を誘導した時に、万が一、その抗体を利用して新型コロナウイルスが爆発的に増殖し、重篤な疾病を引き起こす変異体が出現してしまったら甚大な被害が出るということを恐れたのです。

この文書でわかるように、この段階では、私はまだmRNAワクチンそのものにはあまり懸念をもっていませんでした。

ADE(抗体依存性増強)のリスクを恐れた

私が特に懸念していたのは、スパイクタンパクに対して抗体を誘導することの危険性でした。

項目1）に書いたとおり、ワクチンで良い抗体だけができればよいのですが、悪い抗体もできてしまう可能性がありました。さらに、良い抗体であったものが変異体に感染した時には悪い抗体になってしまうことを懸念したのでした。

また、ワクチンによって多くの人が同じ抗原に対する抗体をもつことで、ウイルスの変異が加速するのではないかと考えていました。変異を重ねることによってよりワクチンが効かなくなったり、ワクチン接種者を狙ってより強毒なウイルスが出現すること（ワクチン接種者の抗体を利用して感染、爆発的に増殖し、抗体が逆効果になる変異体が出現すること）を恐れていました。

コロナウイルスは動物に様々な疾患を引き起こします。家畜や伴侶動物（ペット）の飼育においても重要なことです。医療分野では、コロナウイルスは一過性に流行したSARSコロナウイルスとMERSコロナウイルスを除いては、季節性のかぜ症候群の原因でした。コロナウイルスは、かぜの10～15％（流行期35％）を占めており、国内だけでも毎年数百万人以上の感染者が出ていたのですが、以前からある「普通感冒《かんぼう》」ということでここまで騒がれていなかったのだと思います。

医学部で使用する微生物学（医微生物学）の教科書がいくつか手元にあるのですが、教科書によっては、コロナウイルスに関してほとんど記載がありません。コロナウイルスにおいては、悪い抗体ができて感染が助長されたり、病態が増悪することが大きな意味をもつのですが、それに関する記述は皆無でした。教科書に書いていないということは医師国家試験にも出題されませんし、このことを知らない医師は少なくないと思われました。

悪い抗体によって病態が悪化したり、感染が増強される現象はADEと呼ばれています。ＡＤＥは「Antibody-Dependent Enhancement」の略で、日本語に訳すと「抗体依存性増強」になります。多くは抗体依存性の「感染」増強の意味で用いられますが、抗体によって病態が増悪することも含まれています。獣医学の領域では、ＡＤＥはネコのコロナウイルスでも起こることがよく知られています。

コロナウイルス以外のウイルスでＡＤＥが病態に重要な影響を及ぼすのは、先の文書３）で例示したようにデングウイルスが有名です。

デングウイルスはウイルスを保有する蚊がヒトに媒介します。国内では２０１４年に東京を中心に感染者が見つかったことで大きな話題になりました。初めに見つかった患者には渡航歴がなく都心の公園が感染地と推定されたため、蚊の駆除などの対策がとられ、終息に至りました。

しかし、近年デングウイルスの感染地域は急拡大しており、世界的な問題になっています。東南アジアや中南米などの流行地では毎年多くの人がデングウイルスの感染によって亡くなっていますが、それはＡＤＥによるものです。デング熱４価ワクチンは海外で実用化されていますが、蚊の遺伝子を組換えたり、細菌を感染させるなどして蚊の繁殖自体を抑える研究も進められています。

実は、ＳＡＲＳコロナウイルスやＭＥＲＳコロナウイルスでもこのＡＤＥが起こることが知られています（Ｒｅｆ.15）。新型コロナウイルスはＳＡＲＳコロナウイルス２型と呼ばれるように、ＳＡＲＳコロナウイルスに極めて類似しているウイルスです。ＳＡＲＳコロナウイルスでＡＤＥが起こるのであれば、新型コロナウイルスでもＡＤＥが起こり得ると考えるのが自然です。ｍＲＮＡワクチンが開発される前は、多くの研究者はＡＤＥを懸念していて、新型コロナウイルスワクチンの開発は難しいと考えていました。

ｍＲＮＡワクチンを製造販売しているファイザー社の会長兼ＣＥＯであるアルバート・ブーラ氏は獣医師です。獣医師のワクチン研究者であれば、新型コロナウイルスのスパイクタンパクに対するＩｇＧ抗体を誘導することの危険性は、知っているはずだと私は思いました（ＩｇＧ抗体については後で説明します）。新型コロナウイルスでＡＤＥが起こるか起こらないかはわからないとしても、起こらないと仮定して製品化を進めてしまうのは問題があると思いました。

コロナウイルスは何度でも感染する

また、仮にＡＤＥが起こらないとしても、新型コロナウイルスの流行を終息させるワクチンはできないのではないかと考えていました。その理由について述べたいと思います。

先に述べたように、ヒトで季節性のかぜを引き起こすヒトコロナウイルス（ＨＣｏＶ）は４種類ありました。最初に見つかったのは１９６６年で、２２９Ｅと呼ばれるＨＣｏＶです。

２２９Ｅを用いた感染実験の論文が１９９０年に公開されました（Ｒｅｆ．16）。非常に興味深いことに、２２９Ｅを実験感染（経鼻接種による感染）させた人に約10か月後に冷凍保存していた同じウイルス株を再度経鼻接種したところ、ほとんどの人（９人中６人）は再び感染し発症してしまいました。このことから、ＨＣｏＶ ２２９Ｅは一度感染しても再感染することがわかりました。

この性質が２２９Ｅ以外のＨＣｏＶに当てはまるかどうかは厳密にいえば確実ではありませんが、４種類のＨＣｏＶが毎年のように流行し、人の世界から消えないことから、どのＨＣｏＶも一度感染しても再感染するウイルスであると考えられました。

呼吸器感染症であるコロナウイルスは、外界の空気と直《じか》に接する上下気道や目の粘膜の細胞から感染します（ただし、目からの感染で全身感染になるかは不明）。感染性のウイルスは、感染者の口や鼻から排出される微小な飛沫粒子に含まれていて、空気中に漂います。それが粘膜に付着し、ウイルスが粘膜細胞に侵入して感染が成立します。

その時、感染を防ぐのは粘膜面を防御しているイムノグロブリンＡ（Immunoglobulin Ａ：ＩｇＡ）と呼ばれる抗体です。ＩｇＡは単量体（モノマー：monomer）として血中にも流れていますが、粘膜面に分泌される時は二量体のＩｇＡ（ダイマー：dimer）を形成します（図３－１）。血中に存在するメインの抗体はＩｇＧと呼ばれるものです。よく、ワクチンを接種すると抗体があがるという言い方をしますが、それは血中のＩｇＧ抗体価（抗体の量）のことです。抗体で中和するというのはウイルスの活性（感染性）を消失させることを意味します。

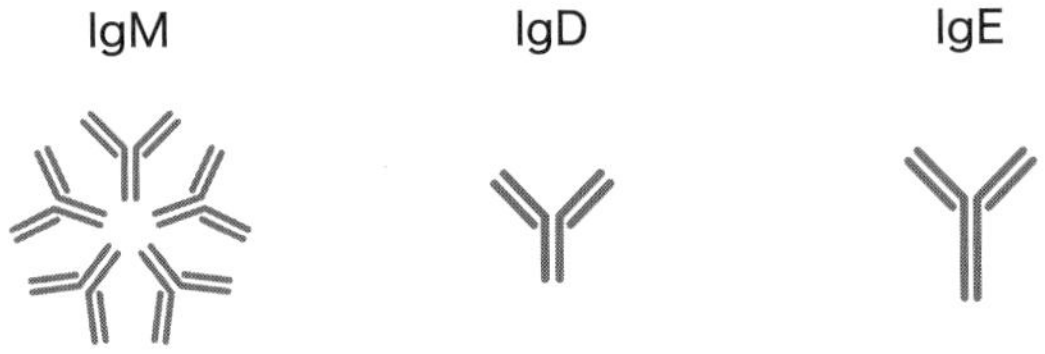

・感染後最初につくられる抗体

・血中に存在し五量体である

・IgMのあとにIgGがつくられる

・体内で少なく、上気道感染の防御に働いていると考えられている

・寄生虫の排除に役立つ一方で、喘息《ぜんそく》や花粉症などのアレルギーに大きく関与している

血中の抗体（ＩｇＧ）がたくさんあると感染を防げる、といったことを政府の要人が言っていましたが、それは教科書的には間違いです。いくら血中に中和抗体（ＩｇＧ）があったとしても、感染予防の役には立ちません。あくまでも感染防御の主役は、粘膜面に存在する二量体のＩｇＡ抗体です。ただし、人によっては粘膜面にＩｇＧ抗体がたくさんある人もいるようですが、その理由や割合については私は知りません。

粘膜表面に分泌される二量体のＩｇＡはウイルスに結合して、ウイルスが

図3-1　抗体の種類と特徴

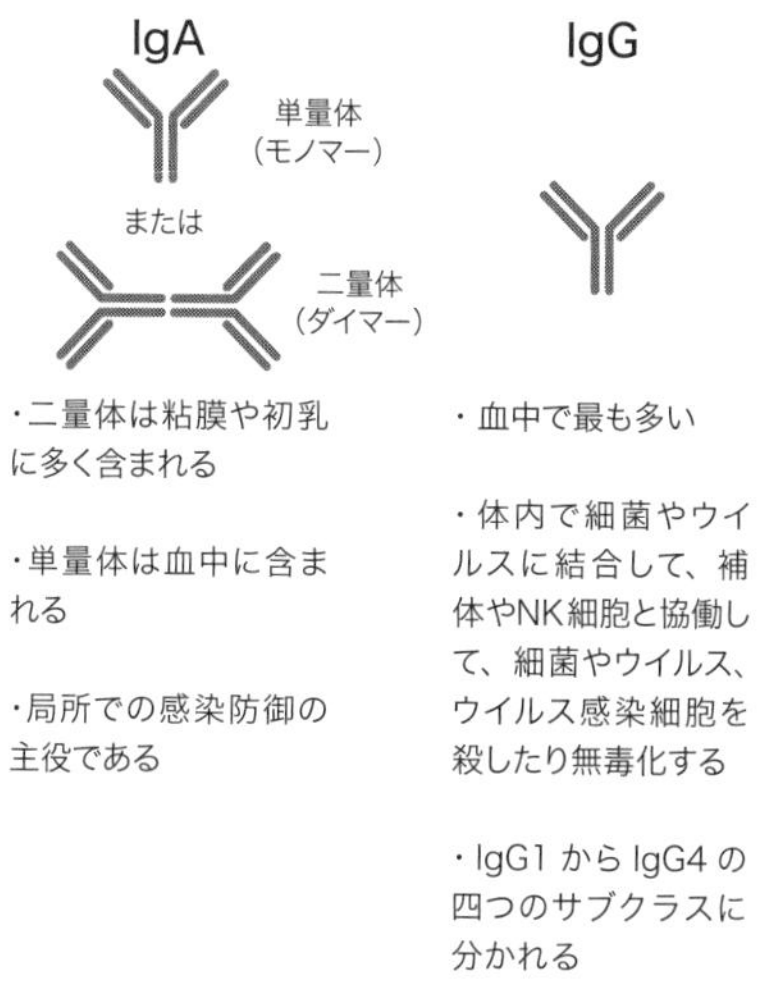
IgA
単量体
（モノマー）
または
二量体
（ダイマー）
・二量体は粘膜や初乳に多く含まれる
・単量体は血中に含まれる
・局所での感染防御の主役である
IgG
・血中で最も多い
・体内で細菌やウイルスに結合して、補体やNK細胞と協働して、細菌やウイルス、ウイルス感染細胞を殺したり無毒化する
・IgG1 から IgG4 の四つのサブクラスに分かれる

粘膜の細胞に感染するのを防ぐのですが、ひとたび感染を許してしまえば、ＩｇＡ抗体があってもウイルスは隣り合った細胞に次々と感染することができます。

粘膜表面に分泌されるＩｇＡを誘導するワクチンは、粘膜免疫ワクチンと呼ばれるものです。すでにインフルエンザで実用化されていますが、鼻腔内にワクチンを噴霧するものです。鼻粘膜から抗原（ウイルスのタンパク質）が体内に取り込まれると、ＩｇＡを効率よく誘導することができます。しかし、今回のｍＲＮＡワクチンは粘膜免疫を誘導する目的でつくられたものではありませんでした。筋肉内に接種するものでしたから、主に血中のＩｇＧが誘導されました。ＩｇＡもまったく誘導されないわけではなかったのですが、誘導能は低いものでした。少量のIgA抗体では感染は防ぎようがないのです。

mRNAワクチンによるIgA抗体の誘導能は低いのですが、コロナウイルスに鼻咽頭から感染すると、十分な量のIgAが誘導されます。したがって、一度感染すると感染予防効果は、しばらく維持されることになります（Ref.17）。しかし、時とともにIgA抗体価は下がっていき、数ヶ月も経てば先ほどの論文（Ref.16）のとおり、まったく同じウイルスにも再感染してしまいます。

コロナウイルスは主に冬季に流行します。この原因として、気温や湿度の低下、紫外線量の減少などが考えられ、環境中で①ウイルスが不活化しにくくなる、②微小飛沫粒子がより速くさらに小さくなり空間中に漂いやすくなる、③寒さで換気が疎かになり、ウイルスを含んだ微小飛沫粒子の室内濃度が上がりやすくなる、などが考えられます。人体では鼻粘膜の乾き、粘液組成の変化、細胞の温度低下による自然免疫（非特異免疫）の能力の低下などが考えられます。

ファイザー社のmRNAの治験（海外C4591001試験）は有効性解析対象集団の約80%が北半球で、実施期間は4月から11月中旬まででした。治験データが主に冬季のものであったら結果（主要評価項目は発症率）が違っていた可能性はあります。

テレビでの発言で大きな批判を受ける

まとめますと、コロナウイルスに感染しても時が経てばまったく同じウイルスに感染し、ｍＲＮＡワクチンを打っても感染し、ｍＲＮＡワクチンでウイルスを消滅させることはできないと考えていました。また、仮にｍＲＮＡワクチンに発症予防効果があったとしても、ＰＣＲで無症状者も検査すれば、多くの人は陽性と判定されてしまうのではないかと考えました。したがって、たとえｍＲＮＡワクチンを多くの人に打ったとしても、ＰＣＲ検査をやめない限り混乱が続くだろうと思っていたのです。

このように考えていた時に『そこまで言って委員会ＮＰ』（読売テレビ）に出演する機会がありました。私は「ｍＲＮＡワクチンの感染予防効果は低いのではないか？」「ワクチンを接種してもＰＣＲ検査を続ける限り陽性者は出てくるのではないか？」という趣旨のことを発言したのですが、多方面から叩かれる結果となりました。Ｘでも批判されました。

『そこまで言って委員会NP』での私の発言は、いまだに誤った発言として匿名の人物により Wikipedia に書き込まれています。Wikipedia は本人以外の誰もが何度でも書き込むことができるもので、投稿者の偏見による評価や誤情報が放置されます。結果は私の予想どおりであり、mRNAワクチンを接種しても感染を予防することはできませんでした。逆に陽性者はワクチン接種開始前よりも格段に増える結果となりました。テレビで私は質問に真摯《しんし》に答えただけなのですが、その発言をなぜ非難されるのか理解できません。

以上、ワクチンによって新型コロナウイルスは終息には至らないと考えた理由について述べました。

ワクチンのmRNAが全身の臓器や組織に取り込まれていく

mRNAワクチンの接種が始まってから、様々な副反応が報告されました。重篤《じゅうとく》な副反応もあり、死亡者も出ていました。医療従事者への最初の先行接種でも、ワクチン接種3日後にくも膜下出血で亡くなった女性のニュースを覚えています。当時の私は、副反応にくも膜下出血もあるのかと驚いたのですが、その後、同様の報告があがっていくのを見て、やはり接種と関係があるのではないかと考えるようになりました。

それでもなお政府による接種キャンペーンは続き、ｍＲＮＡワクチンで重篤な副反応などはあり得ないという風潮が続きました。私は、接種後の高熱や腕の痛みなどで苦しんでいる人々の姿を目《ま》の当たりにして、重篤な副反応も相当数出ているのではないかと危惧していました。重篤な副反応は仮に接種1万回に1回だとしても、治療ではなく健康な人に予防的に接種するワクチンとしては許容できるものではありません。「ｍＲＮＡワクチンで重篤な副反応が出たり、死亡することはない」という先入観をもってしまっては、この程度の発生頻度では接種を行っている医師でも個人レベルではなかなか気付かないだろうと思います。接種後に起こった症状で受診しても、医師から「そんな副反応の報告はない（エビデンスがない）からワクチンとは関係ない、あなたの気のせい」と言われてしまうケースは現在でも続いています。

そのような折、厚生労働省の外郭団体である独立行政法人　医薬品医療機器総合機構（略称ＰＭＤＡ）からファイザー社のｍＲＮＡワクチン審査報告書が公開されていることがわかりました。ラットに接種したＬＮＰ（lipid nano-particle：脂質ナノ粒子）の薬物動態試験の結果も公開されていたのです。そのデータを見て、私はｍＲＮＡワクチンには根本的に大きな問題があるのではないかと思うようになりました。

ｍＲＮＡワクチンはＬＮＰの微小粒子にスパイクタンパクをコードするｍＲＮＡを封入して、ヒトの細胞内に届ける技術を利用しています（図３－２）。ワクチンに使われたＬＮＰの大きさはウイルスとほぼ同じで、ファイザー社のものでは60㎚から１２０㎚です（ただし、実際の製品での精度は開示データがないのでわかりません）。

ＬＮＰは医薬品を体内の特定部位に効率的、選択的に送達する製剤技術（これを薬物送達システム　drug delivery system：ＤＤＳと呼びます）として研究が進められ、２０１８年に肝細胞への送達を目的として静脈点滴するｓｉＲＮＡ（small interfering　ＲＮＡ）製剤がＬＮＰを担体とする医薬品として世界で初めて承認されました。しかし、この製剤技術はまだ十分に確立されたものとはいえず、つくられる粒子の大きさや質は、用い

図3-2　mRNAワクチンの原理

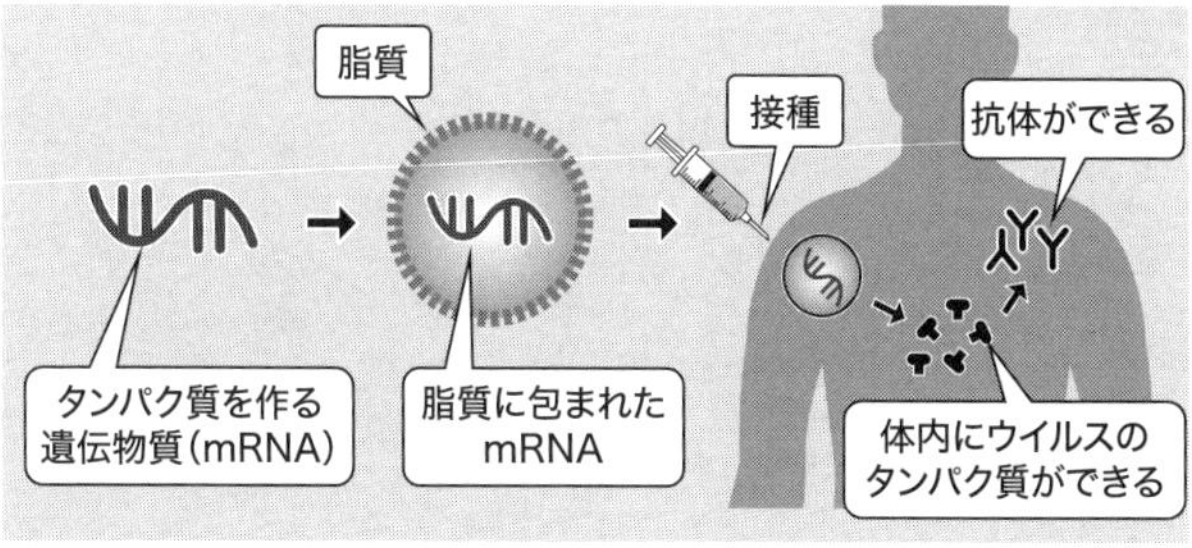

出典：https://sp-jp.fujifilm.com/future-clip/reading_keywords/vol54.html より作成（一部改変）

る脂質の種類や製剤技術に大きく依存します。

そして大事な点は、つくられた粒子の品質によって体内動態（薬が体内に投与されてから排出されるまでの過程のこと。吸収、分布、代謝、排泄というプロセスをたどる）がかわることです。承認申請資料からは粒子径と粒子の多分散性（ばらつき）の測定方法が動的光散乱法（Dynamic Light Scattering：DLS）であることは確認できましたが、具体的なデータが記載されていなかったので、どのように評価して承認されたのかはわかりません。

さらにいえば、製造ロット間の差や、出荷された後の粒子の状態（経時変化や保管、輸送時や投与前の調整時に受ける温度変化、衝撃、注射器への吸引による圧力などの影響など）がワクチンの効果や副反応に影響していなかったのかも知りたいところです。

ウイルスが細胞に感染する時には、ウイルスのタンパク質と細胞表面のタンパク質（これを「ウイルス感染受容体」もしくは、単に「受容体」と呼びます）が、「特異的に」結合することが必要です。特異的というのは鍵と鍵穴の関係のように厳密なものです。一般的にウイルスは特定の受容体がないと細胞の中に侵入できず、感染は成立しません。

ところがLNPは細胞に付着すればどの細胞にも入り込むことができるのです。ただし、LNPを取り込みやすい細胞と取り込みにくい細胞の違いはあります。

私は、mRNAワクチンの成分は筋肉内注射でも血管内にも入っていき、全身の臓器や組織に取り込まれてしまうのではないかと危惧していました。しかしワクチン推進派はmRNAワクチンのLNPは血液中に一切流れず、リンパ管に入り、リンパ節に移動して、そこで樹状細胞という抗原提示専門の免疫細胞に取り込まれると説明していました。それならば問題はないのかもしれないのですが、果たして本当にそうなのか疑問に思っていました。接種する位置や筋肉の状態によってはさらに多量に血管に入ってしまうのではないか、リンパ節に入ったとしてもそこですべてトラップ（捕捉）されずに、

表3-1　ファイザー社新型コロナワクチンのLNPの体内動態（臓器分布）：ラット、筋肉内投与

接種後の経過時間	0.25 時間	1 時間	2 時間	4 時間	8 時間	24 時間	48 時間
副腎	0.271	1.48	2.72	2.89	6.80	13.8	18.2
大腿骨の骨髄	0.479	0.960	1.24	1.24	1.84	2.49	3.77
脳	0.045	0.100	0.138	0.115	0.073	0.069	0.068
接種部位	128	394	311	338	213	195	165
腎臓	0.391	1.16	2.05	0.924	0.590	0.426	0.425
肝臓	0.737	4.63	11.0	16.5	26.5	19.2	24.3
腸間膜リンパ節	0.050	0.146	0.530	0.489	0.689	0.985	1.37
卵巣	**0.104**	**1.34**	**1.64**	**2.34**	**3.09**	**5.24**	**12.3**
膵臓	0.081	0.207	0.414	0.380	0.294	0.358	0.599
脾臓《ひぞう》	0.334	2.47	7.73	10.3	22.1	20.1	23.4
精巣	0.031	0.042	0.079	0.129	0.146	0.304	0.320
胸腺	0.088	0.243	0.340	0.335	0.196	0.207	0.331
甲状腺	0.155	0.536	0.842	0.851	0.544	0.578	1.00
血漿《けっしょう》	3.97	8.13	8.90	6.50	2.36	1.78	0.805

数値は平均総脂質濃度（μg lipid equivalent/g〔or mL〕）

出典：SARS-CoV-2 mRNA Vaccine（BNT162,PF-07302048）2.6.4　薬物動態試験の概要文

また血流に戻ってしまう（リンパ液は最終的には血管内に戻るため）可能性はないのかと懸念していたのです。

　PMDAに提出されていたファイザー社のデータは驚愕すべきものでした。LNPはすぐに血液中にも現れ、接種部位の濃度は48時間後でも高く、時間が経つにつれて肝臓や脾臓《ひぞう》、副腎で多く見られるようになりました。さらに驚くべきことに、卵巣にもLNPが集積することがわかったのです（表3－1）。

体重比で大量のＬＮＰをラットに接種した結果なので、まったく問題ないとワクチン推進派は説明していたのですが、私は強い懸念を抱きました。あくまでも重要なのはＬＮＰがどこにどのように分布する傾向にあるのかということでした。

投与して48時間後より後のデータを確かめていない

以下に抜粋して引用したのは、ファイザー社の新型コロナワクチンの特例承認審査報告書です。ＰＭＤＡによる審査はファイザー社から提出された試験成績をもとに行われています。

特例承認に係る報告（1）令和3年1月29日

4. 非臨床薬物動態試験に関する資料及び機構における審査の概略

（中略）

4.2 分布

（中略）

4.2.2 ^{3}H標識ルシフェラーゼ遺伝子発現mRNA-LNPの分布（CTD 4.2.2.3.2）

ラット（雌雄各3例／群）にルシフェラーゼ遺伝子発現mRNA-^{3}H標識LNPがRNA量として50μg単回筋肉内投与され、投与48時間後までの放射能の組織分布が検討された。投与部位の放射能濃度は、投与1時間後に最高値（394μg lipid eq./g）を示した後、経時的に減少し、投与48時間後では165μg lipid eq./gであった。投与部位以外で放射能が認められた主な組織は、肝臓、脾臓、副腎及び卵巣であり、投与8～48時間後に最高値（それぞれ26、23、18及び12μg lipid eq./g）を示した。

（中略）

4.R. 機構における審査の概略

提出された資料及び以下の検討より、機構は、本剤に関する非臨床薬物動態に、特段の問題はないと判断した。

4．R．1　本剤の非臨床薬物動態について

機構は、本剤を用いた非臨床薬物動態試験は実施されていないことから、本剤の薬物動態について申請者に説明を求め、申請者は以下のように説明した。

本剤はｍＲＮＡである本薬をＬＮＰに封入した製剤である。通常、ｍＲＮＡは生体内に投与されると、生体内の核酸と同様に速やかに代謝されるが、ＬＮＰに封入することでｍＲＮＡが代謝されることなく宿主細胞内に取り込まれ、細胞質内でタンパク質を発現することが可能となる。そのためＬＮＰに封入したｍＲＮＡ製剤の体内動態は、封入されているｍＲＮＡによる影響を受けることなく、ＬＮＰに依存すると考えられる。

ルシフェラーゼ遺伝子発現ｍＲＮＡ－ＬＮＰを筋肉内投与したときの生体内分布を評価した試験の結果から（4．2参照）、本剤を筋肉内投与した場合、本剤は主に投与部位に分布し、一部は全身（主に肝臓）へ一時的に分布し、それぞれでタンパク質を発現するが、いずれの部位でも時間の経過とともに本剤及び発現したタンパク質は消失すると推察された。

機構は、申請者の説明を了承し、提出された非臨床薬物動態試験成績から、本剤の薬

物動態特性について一定の把握は可能と判断した。

引用は以上です。

試験では生体試料中の放射線濃度で組織への分布を検討するため、審査するワクチンのLNPを被験物質（発光物質ルシフェラーゼ遺伝子発現mRNAを³Hで標識したLNPに封入したもの）で代替しています。

この報告書に記載されている「主な組織は、肝臓、脾臓、副腎及び卵巣であり、投与8〜48時間後に最高値を示した」というのは、48時間で測定が打ち切られた試験データを用いて、被験物質の組織分布量が8〜48時間後に最高値を示したとするものです。48時間後に最高値となっている組織があったのですから、観察時間を延長した再試験は行われたはずだと考えるのが普通です。しかし、そのような追加データをPMDAが求めたり、確認したという記述はありません。海外の資料を見ても48時間までのデータしか公開されていないことがわかります。参考としてオーストラリア連邦保健省の文書を掲げておきます。

(https://www.tga.gov.au/sites/default/files/foi-2389-06.pdf)

・Slow but significant distribution of lipid nanoparticles from the site of injection with major uptake into liver.

・Minor distribution in spleen, adrenal glands and ovaries over 48h.

［翻訳：脂質ナノ粒子は注射部位からゆっくりだが（誤差ではなく）有意に分布し、主として肝臓に取り込まれます。（主要な肝臓への分布と比較してそれよりも）少量が脾臓、副腎、卵巣に48時間にわたって（48時間を超えて）分布します］

同審査ではラットへの反復筋肉内投与毒性試験で肝細胞の空胞化が認められたことについて、薬物動態試験で脂質の肝臓への分布が確認されていることを根拠として「脂質が肝臓に取り込まれたことにより生じたものと推察される」としています。肝臓はヒトの成人で1・0kgから1・5kg程の大きな臓器、卵巣は10gから14g程の小さな臓器です。臓器それぞれの特性も考え合わせると、この薬物動態試験成績を「一部は全身へ一時的に分布し、それぞれでタンパク質を発現するが」「一定の把握は可能」と判断した審査結果は納得できるものではありません。

ｍＲＮＡワクチン粒子を取り込んだ細胞は誘導した免疫により攻撃される

私が懸念したのは、①３度目の接種は大丈夫なのか？　②すでに新型コロナウイルスに感染した人が接種して大丈夫なのか？　③ファクターＸ（既存のヒトコロナウイルスのスパイクタンパクに対する交差反応性）をもっている人が接種して大丈夫なのか？　ということでした。その理由について簡単に説明します。

まず免疫が感染細胞を殺すメカニズムについて説明します。

感染細胞では細胞表面上に発現したスパイクタンパクに血中を流れている抗スパイクタンパク抗体が結合します。抗スパイクタンパク抗体というのは、「スパイクタンパクに結合する抗体」の意味です。新型コロナウイルス感染細胞に抗スパイクタンパク抗体であるＩｇＧが結合すると、抗体を認識して、血中の補体であるＣ１ｑというタンパク質が結合します（補体とは、読んで字のごとく、補う物質という意味です。異物や病原体を排除する免疫反応に関与します）（図３－３）。Ｃ１ｑが抗体に結合するとさらに多種類の補体成分が集まってきて、最終的には細胞に穴を開けてしまいます（補体経路の活性化）。補体によって穴だらけになった感染細胞はその機能を失い死滅していきます。

また、感染細胞に結合したＩｇＧを認識してＩｇＧのＦｃ領域に結合するＦｃ受容体をもっているナチュラルキラー（ＮＫ）細胞（natural killer cell）がやってきます。ＮＫ細胞も感染していると認識した細胞を細胞死に導く物質であるサイトトキシン（パーフォリン、グランザイムなど）を放出します（図３‐３）。

感染細胞でつくられたスパイクタンパクは、最終的には細胞質にあるプロテアソーム（細胞内のタンパク質を分解する巨大で複雑なタンパク質分解酵素複合体）で粉々に分解されます。

プロテアソームで分解されたスパイクタンパクの断片は、ＭＨＣクラスＩという分子に乗り細胞表面上に提示されます。ＭＨＣは Major Histocompatibility Complex の略で、日本語では主要組織適合遺伝子複合体と呼ばれています。細胞傷害性Ｔ細胞はＭＨＣクラスＩの分子に乗ったスパイクタンパクの断片を認識するとサイトトキシンを放出して感染細胞を死滅させます。

図3-3　抗体を介したNK細胞と補体による感染細胞への攻撃

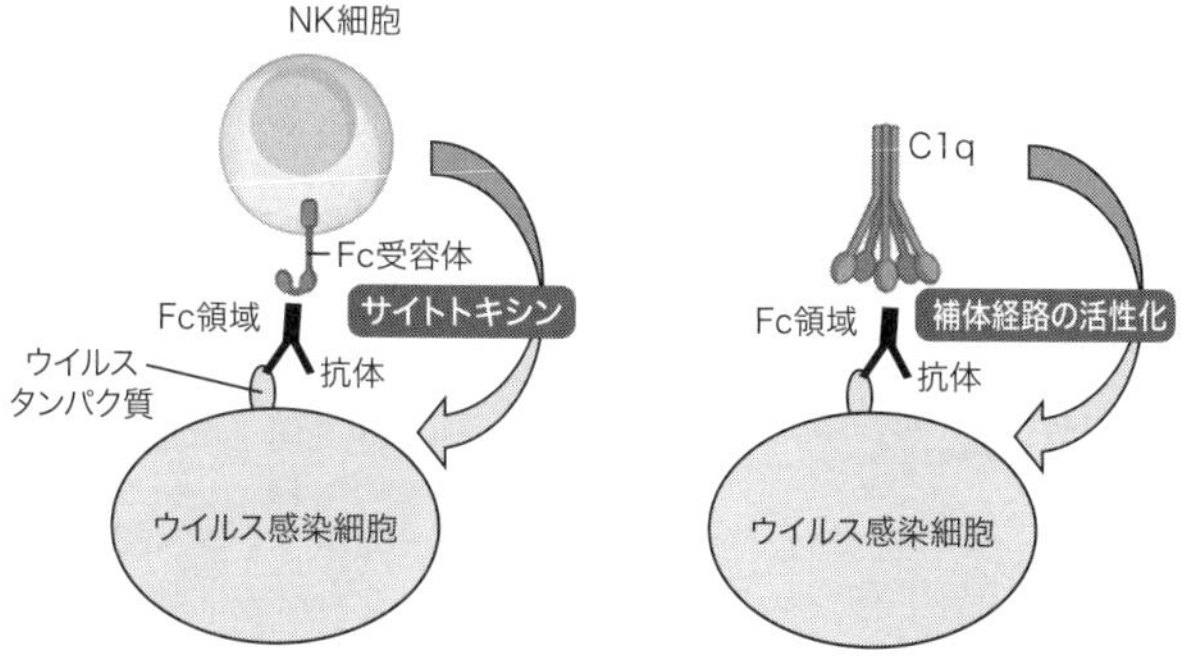

NK細胞による感染細胞の自死の誘導　　補体による細胞溶解

細胞性免疫が誘導されるのは、このＭＨＣクラスＩに乗ったスパイクタンパクの断片（抗原）を細胞傷害性Ｔ細胞が排除すべき異物と認識するためです。一度細胞性免疫の記憶が獲得されると、次回からは細胞傷害性Ｔ細胞は活性化して爆発的に増殖することができるようになります。

ｍＲＮＡワクチンの粒子（ｍＲＮＡ-ＬＮＰ）を取り込んだ細胞は、感染細胞と同様にスパイクタンパクを合成します。合成されたスパイクタンパクの一部は細胞表面上に発現し、最終的にはプロテアソームで分解され、ＭＨＣクラスＩに乗ります。結局は感染細胞と同様に、誘導された免疫で認識され、自己のもつ免疫の働き（補体やＮＫ細胞、細胞傷害性Ｔ細胞の働き）により死滅してしまいます。

つまり、ｍＲＮＡ－ＬＮＰを取り込んだ細胞はスパイクタンパクを発現することで、ウイルスに感染した細胞と誤認されてしまうのです。

新型コロナウイルスはウイルス感染受容体であるＡＣＥ２が発現している細胞に主に感染します。近年、他の分子を認識して感染する経路も解明されてきましたが、いずれにしても特定の限られた種類の細胞にしか感染しません。感染した細胞は、先述のとおり自己のもつ免疫によって攻撃されます。

生体の免疫システムが誘導した免疫による感染細胞まるごとの除去は、体内のウイルスの増殖を止めるための主要なメカニズムです。自分の細胞が自分の免疫で攻撃され壊されると聞いて驚くかもしれませんが、そのまま放置すれば感染細胞からさらにウイルスが産生されてしまうのでやむを得ないことなのです。

ｍＲＮＡワクチンのＬＮＰが、免疫を誘導するための抗原提示細胞である樹状細胞にだけすんなりと捕捉されてスパイクタンパクを発現するのであれば、これはまだ問題は少ないと思われます。ところが、ｍＲＮＡワクチン接種で「ワクチンを取り込んだ全身の細胞」が「誘導した免疫」で同じように壊されるとしたら、それはどうなのでしょうか。ここが、従来からある抗原そのものを接種するワクチンとまったく異なる点です。ｍＲＮＡワクチンをヒトで繰り返し接種を続けた現実のデータは、世界中で今の日本にしかないのです。

既感染者はワクチンを打つべきなのか？

ｍＲＮＡワクチンを2回接種すると、スパイクタンパクに対する抗体と細胞性免疫が強力に誘導されますが、たとえスパイクタンパクの抗体が血中にあったとしてもＬＮＰには結合しません。ＬＮＰの表面にはスパイクタンパクがないからです。ｍＲＮＡ－ＬＮＰは抗体に邪魔されず、細胞に取り込まれます。

ＬＮＰの中にあるのはあくまでもスパイクタンパクの設計図をコードするｍＲＮＡです。ｍＲＮＡ－ＬＮＰは体内を巡って体の中のいろいろな細胞に入ってしまいます。そして取り込んだ細胞は自ら誘導した免疫によって攻撃され死滅する。私はこのシナリオを特に恐れ、3回目のmRNAワクチンの接種は回避してほしいと訴え続けました。

また、2回接種しなくても、新型コロナウイルスに感染した人がワクチンを接種するとどうなるでしょうか？　すでに新型コロナウイルスに感染した人はスパイクタンパクに対する抗体はもっていますし、スパイクタンパクを標的とした特異的な細胞性免疫ももっています。ですので、接種1回目からワクチンを取り込んだ細胞は、感染ですでに誘導された免疫で攻撃されることになります。実際に、既感染者がmRNAワクチンを接種した場合は、1回目から副反応の割合は高いという結果も得られていました。

しかし政府も厚労省も、新型コロナウイルスに感染した人もmRNAワクチンを打つべきだという通達を出しました。これには大変驚きました。

また、新型コロナウイルスに感染していなくても、旧型のヒトコロナウイルスに感染した人はどうでしょうか。先述したように、旧型ヒトコロナウイルスとは229E、NL63、OC43、HKU1の4種類ですが、未同定のヒトコロナウイルスもあったのかもしれません。

アジアに住んでいる人々はパンデミック当初、新型コロナウイルスに強い（人口あたりの感染者や死者が少ない）傾向がありました。そのため、日本を含めたアジアの人たちは「ファクターX」をもっているのではないかという仮説が、ノーベル生理学・医学賞学者の山中伸弥教授によって出されました。この仮説は私も正しかったと思います。

一方で、「日本はさざ波」と発言した髙橋洋一氏は内閣官房参与の辞任に追い込まれてしまいました。日本は守られているというのは幻想であるから不謹慎だということだったのかもしれませんが、事実、新型コロナウイルスの人的被害は欧米の1／20程度でした。感染対策が功を奏したのだと言う人もいましたが、自粛による行動制限は欧米の方が厳しいものでした。

このファクターXは、ＢＣＧ免疫による非特異的な自然免疫能の高さだとする説もありますが、私はアジアでかつて流行していたコロナウイルスに対する交差免疫も寄与していた可能性が高いと考えています。しかし、この仮説はほとんどの人が新型コロナウイルスに感染してしまった今となっては検証が難しいものとなりました。ただ、旧型のコロナウイルスのスパイクタンパクに対する免疫が、新型コロナウイルスにも効いているという論文がでています（Ｒｅｆ．18）。仮にスパイクタンパクに対する交差免疫をもっている人がいた場合、この人も1回目の接種から副反応に苦しむことになります。

mRNAワクチンの治験は主に海外（アメリカ、アルゼンチン、ブラジルなど）で行われたものですが、それがそのまま日本人に当てはまるわけではありません。人種差に加え、住んでいる地域によってもっている免疫（その地域で流行ったウイルスに感染して誘導された免疫）が異なる可能性があるからです。特にファクターXをもっていた可能性のあった日本においては、この違いも考えるべきだったのではないでしょうか。

2023年7月には、厚労省から新しい方針が示されました。「オミクロン株XBB.1.5系統1価ワクチンについては品質において問題がないことと、マウスでの中和抗体価が十分に上昇していることを確認することのみで使用を許可する」というものです。そして、その条件下で特例承認されたワクチンで秋冬接種が実施されました（2023年6月16日の第47回厚生科学審議会予防接種・ワクチン分科会での議論を踏まえ、厚労省が指示したもの）。このような評価方針をまったく問題視しない専門家は一体何を考えているのかと私は憤り、全国を講演で回ってこの危険性を訴えました。

それより一年前の2022年7月には仙台医療センターで開催された「みちのくウイ

ルス塾」の講演で、私は、mRNAワクチンの3回目の接種はしっかりと考えてほしいと話しました。しかし、参加されていた医師からは、「2回目のワクチンの効果がなくなっている現在、どうしたらよいのだ。代案を出してほしい」という意見を頂きました。私は3回目のワクチンを接種するなら、せめて不活化ワクチン（病原性を失くす処理をしたもの）かコンポーネントワクチン（抗原になる部分だけを精製したもの）に変えてほしいと訴えました。医師たちはなんとしてもワクチンで、新型コロナウイルスの感染を阻止したいようでした。その中でのギリギリの妥協案でした。この時には、なぜかワクチン反対派から、私が2回までのmRNAワクチン接種を容認した発言をしたかのように事実をすりかえられてしまい、ネット上でひどい批判を受けました。

「スパイク病」という大問題

もう一つ大きな懸念がありました。スパイクタンパクの毒性です。

新型コロナウイルスに感染することで心筋炎になるケースがあることがわかったので

すが、その原因はスパイクタンパクでした。スパイクタンパクは血管や心臓に付着して、そこに抗体と補体が結合して炎症を起こします。

炎症が進むと、炎症を促進する炎症性サイトカインが過剰に分泌されて細胞の傷害がさらに進み重症化することがあります（これをサイトカインストームと呼びます）。サイトカインとは細胞が他の細胞に情報を伝えるために分泌するタンパク質で、免疫や炎症反応の調節をします。

新型コロナウイルス受容体であるACE2は呼吸器だけでなく心臓や血管など体内に広く発現しています。心筋や血管内皮細胞にACE2を介して新型コロナウイルスが感染し、スパイクタンパクを提示すると、先述したように、感染細胞は免疫により攻撃され傷害を受けます。細胞が傷害を受け炎症が進みサイトカインストームが起きると、血液の凝固異常が引き起こされて血栓が形成されます。

抗体とスパイクタンパクが結合して大きな分子になり血栓を誘導することもあります。さらに脳に移行すると炎症によりいわゆる「ブレインフォグ」を誘発します。

これらの問題はSpikeopathyと呼ばれています（Ref.19）。日本語では「スパイク病」になります。

スパイクタンパクによる傷害は、ウイルスに感染してつくられたスパイクタンパクに限ったことではなく、病原体のウイルスがなくてもmRNAワクチンやアデノウイルスベクターワクチン（担体であるアデノウイルスにスパイクタンパクをコードする遺伝子を挿入したもの）でも誘発されます。要はスパイクタンパクの量の問題なのです。

mRNAワクチンによって大量のスパイクタンパクが誘導されれば、これら「スパイク病」が誘発され、健康な人が心筋炎となったり、突然死につながることがあります。

mRNAワクチンはスパイクタンパクの設計図であるmRNAを細胞に導入するのですが、体内でつくられるスパイクタンパクの量は人によって異なります。コントロールできないのです。さらには、mRNAワクチンのロット差によっても細胞への導入効率が違います。

それにより、人によっては、感染によってつくられるよりもワクチンによってはるかに多いスパイクタンパクがつくられている可能性があるのです。実際にmRNAワクチンで心筋炎になった人は、血漿中に遊離の（抗体に結合していない）スパイクタンパクが検出される傾向にあります（Ref.20）。

また、mRNAワクチンに含まれるmRNAは、ウリジン（U）を一部シュードウリジン（Ψ）にかえています。

tRNAが分解されにくいことをmRNAに応用して細胞内で分解されにくくしたものです。それをmRNAワクチンに応用したカリコ博士やワイスマン博士は2023年のノーベル生理学・医学賞を受賞しています。mRNAワクチンへの応用は確かに偉業なのかもしれませんが、実用化を急ぎすぎたという意味でノーベル財団による授賞は性急だったと私は思います。

シュードウリジンで修飾されたmRNAをここでは修飾mRNAとします。修飾mRNAは細胞内では安定でしたが、それでも数日以内には分解されると考えられていました。遅くともワクチン接種後1週間でスパイクタンパクの産生は止まると私も当初は思っていました。生体内でつくられたスパイクタンパクは分解されて血中のスパイクタンパクの量は減っていくはずです。どんなにゆっくりと分解されたとしても1ヶ月も経てば、体内でスパイクタンパクは消えてなくなる（検出できなくなる）はずです。他の研究者も皆そう思っていたと思います。

　ところが、多くの人でｍＲＮＡワクチン接種後数日で血中のスパイクタンパクは減少するのですが、４ヶ月経ってもスパイクタンパクが低レベルで検出されることがわかりました（Ｒｅｆ．21）。つまり実際には、スパイクタンパクの産生は想定していた以上に長く続くことがわかったのです。

　一部の細胞ではスパイクタンパクが長期間産生される。このことがｍＲＮＡワクチン接種者にどのような影響を与えるか、最初はわかりませんでした。しかし、予想もしていなかった事態を引き起こしている可能性が出てきました。ｍＲＮＡワクチンを3回接種した頃から超過死亡が目立ち始めたのです。次の章ではそのことについて考えてみたいと思います。

第四章

超過死亡とmRNAワクチン

3回目の接種が始まった時期に、死亡者数が急増

前章では、mRNAワクチンが既存のワクチンとは異なる性質をもっていること、そのため接種すると誘導された抗体や細胞性免疫の主役である細胞傷害性T細胞が、「mRNAワクチンの粒子mRNA－LNPを取り込んだ細胞」を「ウイルスが感染した細胞」と誤認して攻撃してしまうであろうという話をしました。

そうなると、ワクチンを接種してからしばらくの間は、反応の強さに個人差はあっても、自己免疫疾患と同じような免疫の状態が続いてしまうはずです。自己免疫疾患とは、免疫が自分の正常な細胞や組織を異物と誤認して攻撃してしまうために引き起こされる疾患の総称です。ワクチン接種が原因としてギラン・バレー症候群や血小板減少症、急性散在性脳脊髄炎などが報告されています。

このようにmRNAワクチンの接種により免疫が強く動いた場合、不可逆的な障がいを負ってしまったり、亡くなってしまうことになりかねません。そして、それは現実に

起こっているのだと思います。

2回の接種ですでに被害が出ていたのですから、理論的に考えて免疫が十分に誘導された後の3回目の接種の被害はさらにひどいことになるだろうと予想できました。

ワクチンを大規模に接種し始めてから、全国の死亡者数は増加しています。8ページ図0－4（藤江成光《まさみつ》氏作成）は厚労省が公開している人口動態統計（速報値）をもとに月別死亡者数の推移をグラフにしたものです。

この図を見ると、2021年の3月から年末まで死亡者数が過去の傾向から乖離《かいり》して上振れしていたことがわかります。

前年2020年は、もともと多かった呼吸器系疾患を死因とした死亡者数が減少しており（国立感染症研究所感染症疫学センター週毎・死因別死亡者数を参照 https://exdeaths-japan.org/graph/weekly_cause）、その理由には新型コロナウイルスの感染対策やインフルエンザが流行しなかったことによって肺炎による高齢者の死亡者数が一時的に抑えられたという可能性が考えられます。このことから、2021年の死亡者数増加の一因が2020年の反動によるものとみる意見があるようです。また、2021年は新型コロナウイルスに感染したことによる死亡者数の増加もあると考えられます。

ところが2022年2月になって、死亡者数は前年よりも大幅に増えたのです。増加の傾向は先述したように2021年から始まっていたのですが、2022年2月からはさらに明白となりました。その頃は、3回目の接種が始まった時期です。藤江氏の解析によると、高齢者（65歳以上）のワクチン接種者数の増加から2週間程遅れて死亡者数（前年比）の増加が見られるようになったそうです。私はこのデータをみて、3回目の接種で私が危惧していたことが起こってしまったのではないかと注視していました。

3回目接種のこの時期（2022年2月）には、国内の流行はデルタ変異体からオミクロン変異体への置きかわりが進んでいました。3回目の接種が開始されてから感染が急拡大し（第6波）、検査陽性者数は大幅に増加しています（図4－1）。そして、死亡者数もオミクロン変異体になって最高を記録しています（当時）。しかし、重症化率は、オミクロン変異体になって、大幅に低下しています（表4－1）。東京都の第5波と第6波を比べると、重症者数のピークは約3分の1に減少しています。

年代別、波別の重症化率と死亡率は、大阪府が詳しいデータを公開しています（表4

－1、表4－2）。重症化率は、オミクロンの前の第5波（主にデルタ変異体の流行によるもの）と比べると、全年代では1・0％から0・12％と約8分の1に下がっています。特に20代から60代は大きく低下しています。一方、死亡率は0・4％から0・27％の低下で、重症化率ほど低下していません（表4－2）。大阪府のデータでは第5波の死亡者数のうち70代以上の割合は67・6％だったのですが、第6波では92・1％を占めており高齢者層の割合が高くなっています。70代以上の死亡率は第5波の5・9％から第6波の3・07％、48％の低下で、これにより全年代の死亡率が重症化率ほど低下しなかったのは高齢者の割合が高かったためであったことがわかります。一方、50代の死亡率は第5波の0・4％から第6波の0・06％と大幅な低下がみられています。

オミクロン変異体になって特徴的なことは、高齢者において重症化率よりも死亡率の方が大幅に高くなっていることです。例えば第6波の80代をみると、重症化率が1・00％であるにもかかわらず、死亡率は3・81％です。このことは、高齢者は重症化せずに（重篤な肺炎で入院せずに）亡くなっている人が多くいる、あるいは、新型コロナウイルスに感染した後に、呼吸器疾患以外の原因で亡くなっている人が多くいることを示

推移,2020年第3週～2023年第18週

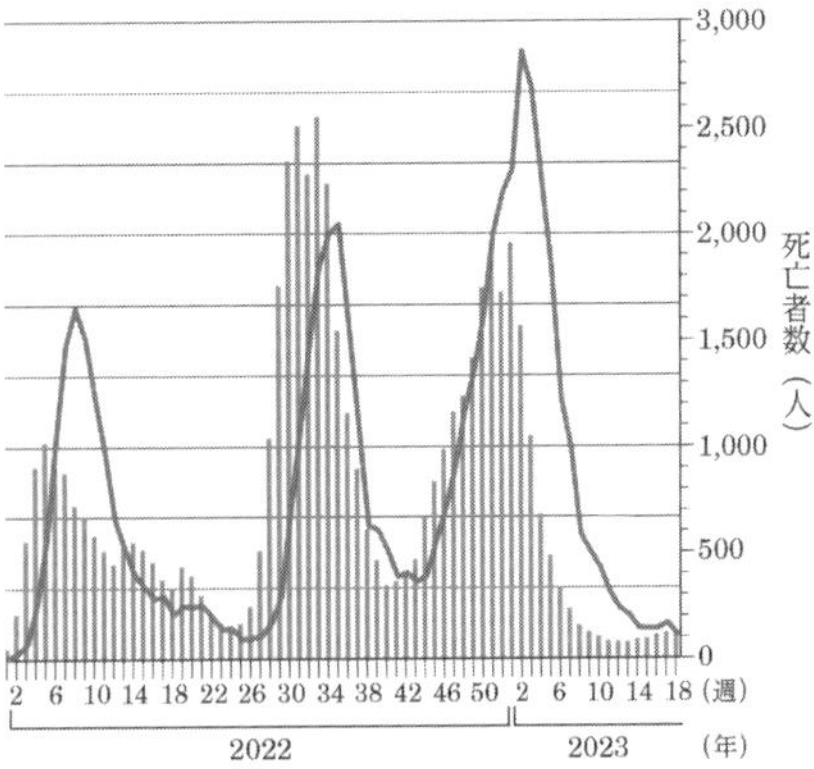

出典：https://www.niid.go.jp/niid/images/iasr/2023/7/521tf01.gif

唆しています。

さらに驚くべきことがオミクロン変異体に置きかわった第6波以降で起こっています。

新型コロナウイルス感染症による死亡者数を差し引いても、「超過死亡数」はまだ予測値を大幅に上回っているのです。超過死亡数というのは、簡単に言うと、推定（例年の死亡者数をもとに推定される死亡者数）を上回った実際の死亡者数（観測死亡者数）のことです。超過死亡数が多い場合、何か特異な原因が発生したと考えられます。

mRNAワクチンの安全性に問題はな

図4-1　新型コロナウイルス週別検査陽性者数と死亡者数の

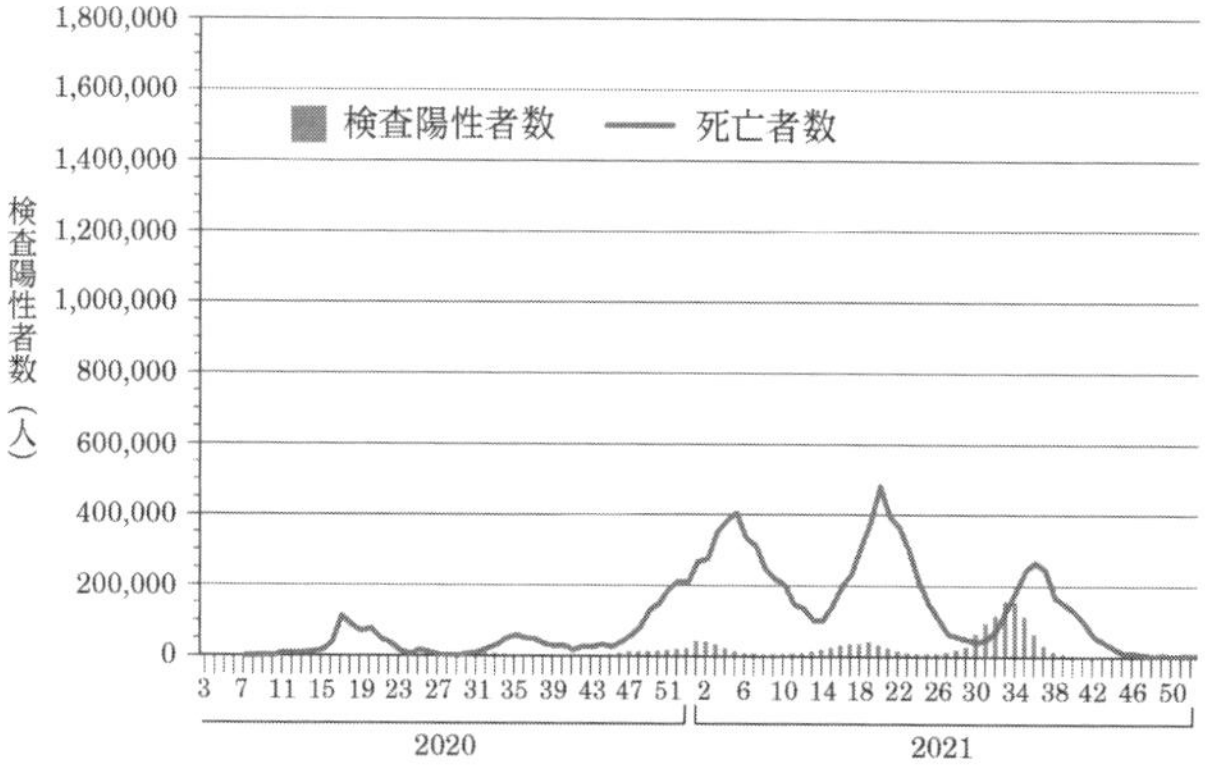

厚生労働省オープンデータ（https://www.mhlw.go.jp/stf/covid-19/open-data.html）の陽性者数、死亡者を基に作成（2023年5月9日アクセス）、データの集計方法はオープンデータに記載の通り

いとする専門家たちは、「ワクチンの安全性は2回目の接種までで証明されているので3回目が特に危険ということはない、超過死亡数の増加は新型コロナウイルスの流行によるものである」という論調でした。

しかし、ワクチン推進派の主張が正しいのであれば、「多くの方は新型コロナウイルスの感染で亡くなったようには見えないけれど、実は新型コロナウイルスの感染で亡くなっている」ということになります。果たしてそんなことがあるのか？と私は思いましたが、彼らの主張を退けるような決定的データは私たちには

（令和４年5月8日時点）

第五波 (R3.6/21-12/16)			第六波 (5/8時点) (R3.12/17-)		
新規陽性者数	重症者数	重症比率	新規陽性者数	重症者数	重症比率
4858	0	**0.0%**	59238	9	**0.02%**
3121	0	**0.0%**	46056	3	**0.01%**
14445	3	**0.0%**	114387	4	**0.00%**
27012	25	**0.1%**	117748	10	**0.01%**
17066	74	**0.4%**	107626	9	**0.01%**
15521	230	**1.5%**	105872	43	**0.04%**
10942	324	**3.0%**	67234	74	**0.11%**
3690	181	**4.9%**	33752	120	**0.36%**
2221	120	**5.4%**	27592	327	**1.19%**
1494	61	**4.1%**	21179	212	**1.00%**
397	6	**1.5%**	7931	38	**0.48%**
19	0	**0.0%**	395	3	**0.76%**
4131	187	**4.5%**	57097	580	**1.02%**
100891	1024	**1.0%**	710076	852	**0.12%**

※重症者数は、対応可能な軽症中等症患者受入医療機関等において治療継続をしている重症者（令和3年4/6～7/12、令和4年2/16～4/12）や他府県で受け入れている重症者（令和3年4/22～5/10）を含む。
※重症化率：新規陽性者数に占める重症者の割合。※重症化率は5月8日判明時点までの重症者数に基づく。今後、重症者数・新規陽性者数の推移により変動

出典：https://www.pref.osaka.lg.jp/documents/4577/04_sanko1.pdf

（令和４年5月8日時点）

第五波 (R3.6/21-12/16)			第六波 (5/8時点) (R3.12/17-)		
新規陽性者数	死亡者数	死亡率	新規陽性者数	死亡者数	死亡率
4858	0	**0.0%**	59238	0	**0.00%**
3121	0	**0.0%**	46056	0	**0.00%**
14445	1	**0.0%**	114387	1	**0.00%**
27012	0	**0.0%**	117748	0	**0.00%**
17066	4	**0.0%**	107626	0	**0.00%**
15521	19	**0.1%**	105872	16	**0.02%**
10942	44	**0.4%**	67234	39	**0.06%**
3690	48	**1.3%**	33752	94	**0.28%**
2221	80	**3.6%**	27592	438	**1.59%**
1494	120	**8.0%**	21179	807	**3.81%**
397	38	**9.6%**	7931	475	**5.99%**
19	4	**21.1%**	395	33	**8.35%**
4131	242	**5.9%**	57097	1753	**3.07%**
100891	358	**0.4%**	710076	1903	**0.27%**

※死亡率：新規陽性者数に占める死亡者の割合。※死亡率は5月8日判明時点までの死亡者数に基づく。今後、死亡者数・新規陽性者数の推移により変動

出典：https://www.pref.osaka.lg.jp/documents/4577/04_sanko1.pdf

表4-1　年代別重症化率の推移(陽性判明日別)

重症化率	第一波 (R2.1/29-6/13)			第二波 (R2.6/14-10/9)			第三波 (R2.10/10-R3.2/28)			第四波 (R3.3/1-6/20)		
	新規陽性者数	重症者数	重症比率	新規陽性者数	重症者数	重症比率	新規陽性者数	重症者数	重症比率	新規陽性者数	重症者数	重症比率
未就学児	19	0	0.0%	157	0	0.0%	689	1	0.1%	1256	1	0.1%
就学児	13	0	0.0%	61	0	0.0%	336	0	0.0%	742	0	0.0%
10代	47	1	2.1%	621	0	0.0%	2679	0	0.0%	4631	1	0.0%
20代	364	2	0.5%	2996	1	0.0%	7079	2	0.0%	12138	21	0.2%
30代	290	5	1.7%	1424	2	0.1%	4654	14	0.3%	7640	40	0.5%
40代	306	13	4.2%	1160	14	1.2%	4851	42	0.9%	8223	146	1.8%
50代	258	23	8.9%	1047	38	3.6%	4994	142	2.8%	7622	348	4.6%
60代	161	35	21.7%	628	49	7.8%	3393	246	7.3%	4582	420	9.2%
70代	176	49	27.8%	580	79	13.6%	3657	451	12.3%	4378	564	12.9%
80代	118	18	15.3%	449	46	10.2%	2797	224	8.0%	3021	200	6.6%
90代	30	1	3.3%	145	3	2.1%	899	26	2.9%	923	16	1.7%
100代	4	0	0.0%	3	0	0.0%	36	0	0.0%	46	0	0.0%
【再】70代以上	328	68	20.7%	1177	128	10.9%	7389	701	9.5%	8368	780	9.3%
総計	1786	147	8.2%	9271	232	2.5%	36064	1148	3.2%	55318	1757	3.2%

表4-2　年代別死亡率の推移(陽性判明日別)

死亡率	第一波 (R2.1/29-6/13)			第二波 (R2.6/14-10/9)			第三波 (R2.10/10-R3.2/28)			第四波 (R3.3/1-6/20)		
	新規陽性者数	死亡者数	死亡率	新規陽性者数	死亡者数	死亡率	新規陽性者数	死亡者数	死亡率	新規陽性者数	死亡者数	死亡率
未就学児	19	0	0.0%	157	0	0.0%	689	0	0.0%	1256	0	0.0%
就学児	13	0	0.0%	61	0	0.0%	336	0	0.0%	742	0	0.0%
10代	47	0	0.0%	621	0	0.0%	2679	0	0.0%	4631	0	0.0%
20代	364	0	0.0%	2996	0	0.0%	7079	0	0.0%	12138	1	0.0%
30代	290	0	0.0%	1424	0	0.0%	4654	1	0.0%	7640	6	0.1%
40代	306	3	1.0%	1160	0	0.0%	4851	3	0.1%	8223	19	0.2%
50代	258	3	1.2%	1047	4	0.4%	4994	14	0.3%	7622	69	0.9%
60代	161	9	5.6%	628	13	2.1%	3393	55	1.6%	4582	137	3.0%
70代	176	29	16.5%	580	31	5.3%	3657	239	6.5%	4378	433	9.9%
80代	118	31	26.3%	449	70	15.6%	2797	414	14.8%	3021	605	20.0%
90代	30	10	33.3%	145	24	16.6%	899	202	22.5%	923	258	28.0%
100代	4	2	50.0%	3	0	0.0%	36	10	27.8%	46	11	23.9%
【再】70代以上	328	72	22.0%	1177	125	10.6%	7389	865	11.7%	8368	1307	15.6%
総計	1786	87	4.9%	9271	142	1.5%	36064	938	2.6%	55318	1539	2.8%

ありませんでした。「ワクチンの接種時期」「超過死亡の増加の時期」「コロナウイルスの流行と変異体への置き換わりの時期」この三つが重なってしまうために、この議論は水掛け論に終わりました。

厚労省が死亡予測値を大幅に引き上げた

その後4回目、5回目の接種が行われました。超過死亡数は3回目と異なり、ワクチンを接種してから1ヶ月程遅れてピークを迎えるという結果となりました（8ページ図0-5）。このグラフを作成した藤江氏は「4回目以降はワクチンを接種してから時間をおいてワクチンのせいで亡くなっているのではないか」と捉えていました。その一方で、ワクチン推進派は、超過死亡は新型コロナウイルスの感染による死亡者数の増加だという主張を強めていました。確かに、超過死亡のグラフの山は、ぴったりと新型コロナウイルスの流行の波と一致していました。

厚労省は2022年については超過死亡があったことを認めました。しかし、202

図4-2　厚労省の予測死亡者数

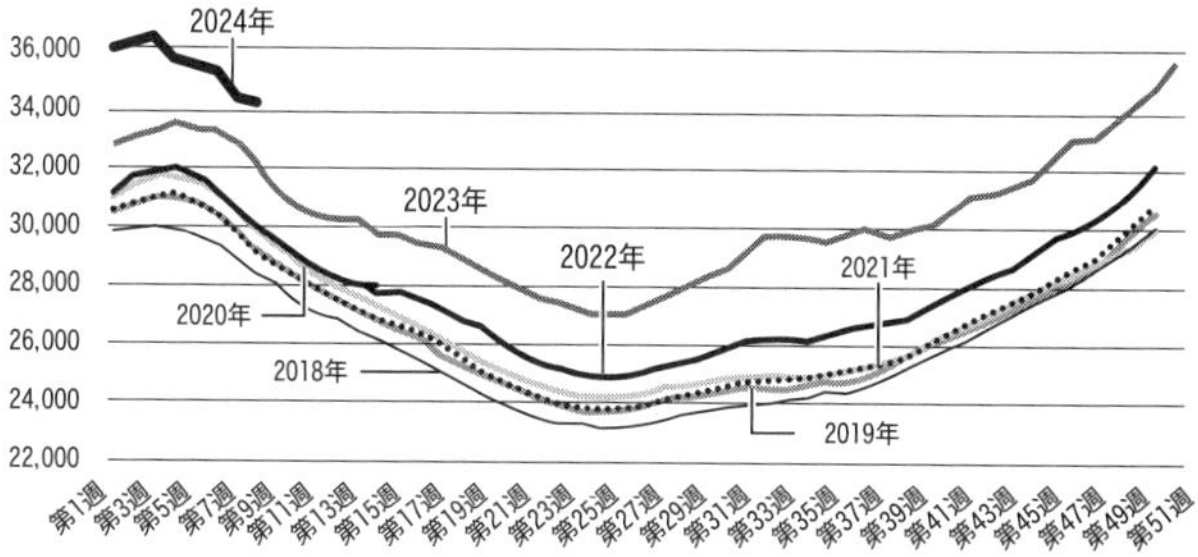

出典：https://exdeaths-japan.org（補足資料）より藤江成光氏作成

３年には死亡者数の予測値を大幅に引き上げてきました（図４－２）。その結果、２０２３年には超過死亡が出ていないことになっています。そして、国は公式には２０２３年に超過死亡が出ていることを認めていません。本当に６回目のワクチン接種以降に超過死亡は出ていないのでしょうか。そのようなことは図０－４からは読み取れません。死亡者数の予測値が上げられて見えていないだけなのです。

　ところが、人口動態統計で公表された２０２３年の死亡者数は超過死亡が約12万人出たとされる２０２２年より６８８６人増加。つまり、２年続けて説明がつかないまま高値を示しているのです。

　国立社会保障・人口問題研究所は、これとは別に死亡者数の予測値を２０１７年に出しています。その予測値との比較が図4-3になります。やはり、2023年も予測値を大幅に超えた死亡者数となっていたことは確実です。皮肉な言い方をすれば、2022年以降に人が多く亡くなることが固定化されたことを国が認めてしまっているとも言えます。

なお、超過死亡が出ていることについては、これまでも国会で原因の追究を求める質疑があげられてきました（2022年4月28日参議院厚生労働委員会：質疑者川田龍平議員、答弁者佐原厚労省健康局長　2023年3月13日参議院予算委員会：質疑者柳ヶ瀬裕文議員、答弁者加藤厚労大臣　2023年6月6日参議院財政金融委員会：質疑者神谷宗幣議員、答弁者鈴木健彦大臣官房衛生監など）。私も、ワクチン接種歴との関連を含めた調査を国がするべきであると考えます。

いずれにしても、ワクチン接種3回目以降の2022年と2023年に多くの人が亡くなっていることは事実なのです。最新データによると2024年も同様に多くの人が亡くなっています。ワクチン推進派は、その増加の理由を引き続き新型コロナウイルスの感染による死亡だとし、ワクチン接種との関連を否定しています。なお厚労省は2024年6月5日、新型コロナウイルス感染症ワクチンを死因とする死亡者数（死因簡単

図4-3　日本の年間死亡者数

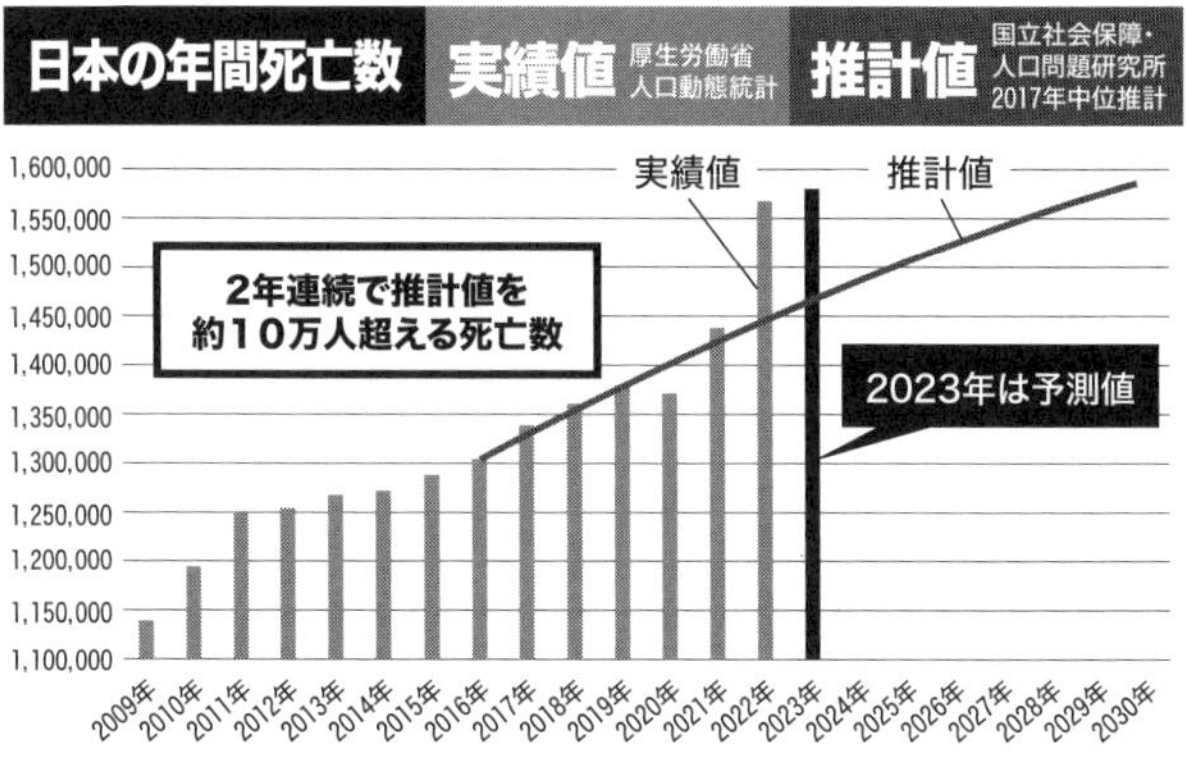

2023年死亡数は1,575,936 人（2024年6月公表の概数）
図版提供：藤江成光氏

分類コード22202）を初めて人口動態統計に算入しましたが、その数は2022年23人、2023年37人にとどまりました。

「超過死亡の増加の時期」と「新型コロナウイルスの流行の時期」は確かに一致していますが、「新型コロナウイルスによる死亡者数」とは大きく乖離《かいり》しています。2022年は新型コロナウイルスによる死亡者数のおよそ2・5倍の超過死亡が出ているのです。超過死亡が新型コロナウイルスの感染によるものだというのならば、「新型コロナウイルスの流行の時期に、新型コロナウイルス感染による死亡者が増えるとともに、それ以上に新型コロナウイルス感染によるものではない死亡者も増えた」ということになります。実際に増えたのは、老衰、循環器系疾患、誤嚥性肺炎《ごえんせいはいえん》、不慮の事故などによる死亡です。ワクチン推進派の言い分だと、コロナウイルスは隠れて流行しており、老衰やその他の疾患を誘発しているということになります。

また、これまでの報告ルールでは、新型コロナウイルスにいったん感染し、その後PCR検査が陰性になった段階で死亡したとしても、新型コロナウイルスによる死亡として扱っていました。それならば、超過死亡が新型コロナウイルスの感染による死亡とするには「新型コロナウイルスの感染が疑われずに、PCR検査を受けずに、新型コロナウイルス感染による死亡者がたくさんいた」ということにもなります。そのようなことが起こり得るのでしょうか。そのようなケースを、果たして新型コロナウイルスが死因だったといえるのでしょうか？

mRNAワクチンを頻回接種すると感染細胞の除去能力が低下する？

これからこの現象を説明する私の仮説を述べたいと思います。私が理論的に考えて立てた仮説です。

まず、端的に私の仮説を述べます。

『ｍＲＮＡワクチンを頻回接種すると、新型コロナウイルスに感染しても炎症反応が起こりにくくなり、さらに、感染細胞を除去できなくなってしまい、結果的に亡くなってしまう』というものです。

補足して説明すると、「頻回接種により新型コロナウイルスに感染しても免疫による炎症反応や、感染細胞の除去能力が弱くなり、症状が目立たないまま感染が見過ごされ、増殖したウイルス自体の傷害性（感染した細胞を殺す）やスパイクタンパクの毒性によって感染者が衰弱したり、別の病気（循環器系疾患など）を誘発して、あるいは持病の悪化につながって亡くなってしまう」ということです。新型コロナウイルスに感染して発熱するということは負のイメージがありますが、それは免疫がウイルスやウイルス感染細胞を除去すべく戦っているという一面でもあり、それが起こりにくくなっていると考えられるのです。

では、なぜそうなると考えたのでしょうか。それは制御性T細胞とIgG4抗体が新型コロナウイルスのmRNAワクチン接種者ではおかしな挙動を示すことがあるからです。少し難しくなるのですが、以下に説明します。

新型コロナウイルスのmRNAワクチンを接種すると、スパイクタンパクを標的とする細胞傷害性T細胞が誘導されます。しかし、その一方で、その攻撃を特異的に抑制する制御性T細胞も誘導されることがわかりました（Ref.22）。

基礎的な話からしますと、T細胞のもととなる細胞は骨髄でつくられ、未熟なままのT細胞（T細胞前駆細胞）として血中を流れて胸腺《きょうせん》に入ります。胸腺では正しく免疫細胞として機能できるかどうかの選択が行われ、合格した数％程だけが成熟したT細胞になります。この選択の過程を「胸腺教育」と呼びます。このような「胸腺教育」は、胎児期に盛《さか》んに行われています。

胸腺教育で行われる選択には、自分のタンパクに対して強すぎる反応を示すT細胞は死滅させてしまうという過程があります（負の選択）（図4－4）。これが行われないと自己の細胞を壊してまわるT細胞となり自己免疫疾患を引き起こす可能性があるからで

図4-4　制御性T細胞(Tレグ)の分化モデル

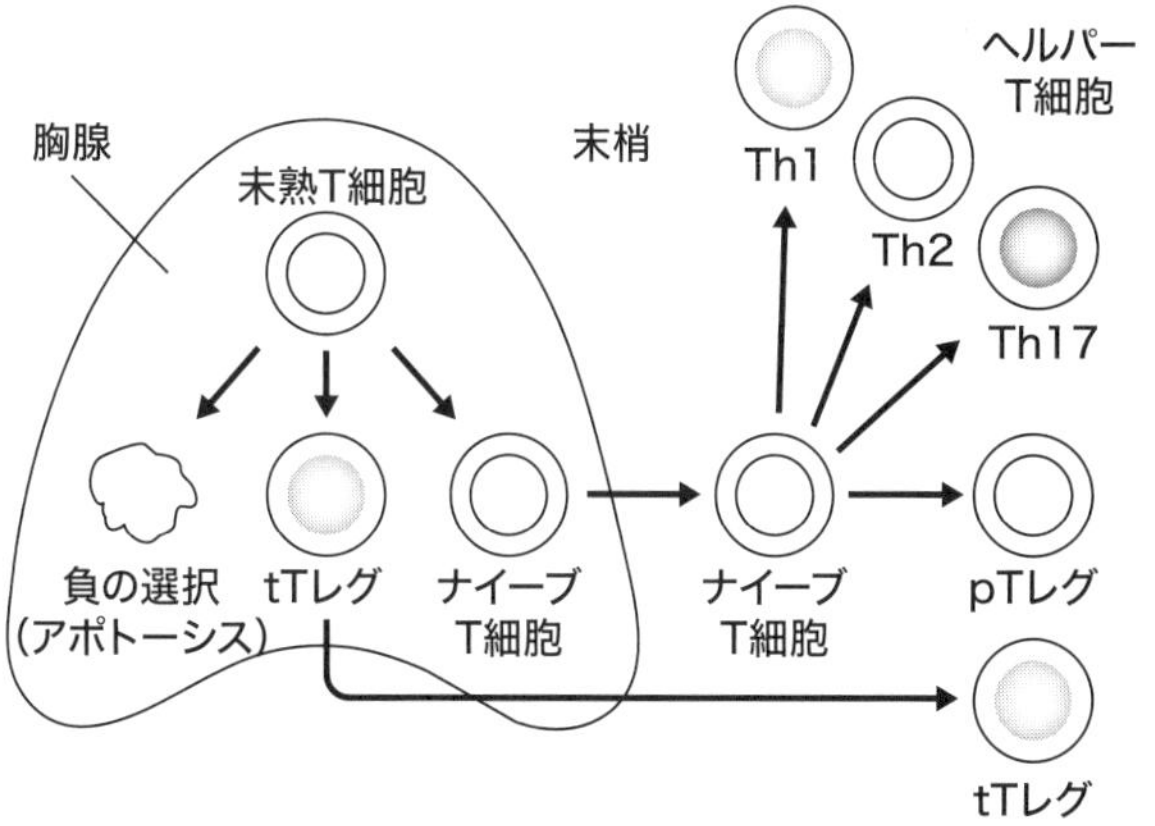

出典：坂口 志文、塚﨑 朝子『免疫の守護者 制御性Ｔ細胞とはなにか』（講談社ブルーバックス）（一部改変）
tTレグは胸腺由来の制御性Ｔ細胞、pTレグは末梢由来の制御性Ｔ細胞を指す

す。しかし、一部のT細胞はその過程をすり抜けて排除されずに自己反応性をもったT細胞として生き残ってしまいます。それでもなお、私たちが必ずしも自己免疫疾患を発症していない理由には、制御性T細胞がつくられているということがあります。制御性T細胞はこの自己反応性のT細胞の免疫反応を抑える機能をもっています。

胸腺の皮質と髄質にそれぞれ存在する胸腺上皮細胞では、全身の細胞のタンパク質がつくられ、それを分解（断片化）してつくった自己ペプチド（アミノ酸がつながったもの）が抗原としてＭＨＣ（クラスⅠとクラスⅡ）に乗って提示され、Ｔ細胞の反応性が試されます（図４－４）。このうち、胸腺上皮細胞で自己ペプチドとＭＨＣクラスⅡの複合体を強く認識するＴ細胞は自ら死滅します（細胞が自殺する現象をアポトーシスと呼びます）。中程度にＭＨＣクラスⅡ複合体を認識するＴ細胞は制御性Ｔ細胞になります。さらに弱くＭＨＣクラスⅡ複合体を認識するＴ細胞は、ＣＤ４陽性ナイーブＴ細胞になります。このＣＤ４陽性ナイーブＴ細胞は、特異的な抗原提示や特定のサイトカイン（ＴＧＦ－β）の刺激を受けると活性化して末梢で制御性Ｔ細胞に分化します。制御性Ｔ細胞は先述したように自己反応性の細胞傷害性Ｔ細胞の働きを邪魔することができます。

まとめますと、制御性Ｔ細胞は一次リンパ組織である胸腺でつくられますが（胸腺由来制御性Ｔ細胞）、さらに、二次リンパ組織でもナイーブＴ細胞から転換する（末梢由来制御性Ｔ細胞）のです。

このように、新型コロナウイルスのｍＲＮＡワクチンを接種すると、スパイクタンパクを認識する細胞傷害性Ｔ細胞が誘導されるのですが、同じ特異性をもつ（スパイクタンパクを認識する）末梢由来の制御性Ｔ細胞も誘導されて、感染細胞が除去されるのを邪魔してしまうのです。また制御性Ｔ細胞から分泌されるサイトカイン（ＩＬ－10）が免疫全体を抑制の方に誘導している可能性もあります。

次に、もう一つ興味深い現象がｍＲＮＡワクチン接種者に見られました。それはＩｇＧ４と呼ばれる抗体が誘導されることでした。

抗体は大きくＩｇＧ、ＩｇＭ、ＩｇＡ、ＩｇＤ、ＩｇＥの５種類のクラスにわかれます（１２０ページ図３－１）。ＩｇＧとＩｇＡについては先述しました。ＩｇＧは血液中を流れています。

ヒトのＩｇＧはＩｇＧ１からＩｇＧ４の４種類のサブクラスにわかれます。このうちｍＲＮＡワクチンを接種してまず抗体価があがってくるのはＩｇＧ１やＩｇＧ３ですが、ｍＲＮＡワクチンを２回接種して２１０日程経過するとＩｇＧ４の抗体価もあがってくることがわかりました（Ｒｅｆ．23）。この現象はｍＲＮＡワクチンに特徴的なもので、アデノウイルスベクターの新型コロナウイルスワクチンでは起こっていませんでした。さらにｍＲＮＡワクチンを３回接種すると、このＩｇＧ４のレベルが大きく上昇することがわかりました。

3回目のワクチン接種をして180日経った時点では、IgG4の抗体価レベルが3回目接種の2週間後と比較して少し下がる人が多いのですが、逆にあがって高レベルのIgG4をもっている人もいることがわかりました（Ref.23）。

IgG4には炎症反応を抑えたり、NK細胞の働きを抑える性質があります（Ref.24）。

第三章で説明したように、新型コロナウイルスに感染した細胞は、細胞傷害性T細胞、NK細胞、補体（抗体に結合した補体）の攻撃によって死滅します。まずIgGが、攻撃対象である抗原を認識し感染細胞に結合します。次に抗体の根元の部分（Fc領域と呼ぶ）をNK細胞が認識して、感染細胞に近づきます。そしてNK細胞は抗体が結合した細胞を攻撃する物質（サイトトキシン）を放出して死滅させます（137ページ図3－3）。ところが、IgG4のFc領域はNK細胞に認識されないのです（Ref.24）。そのため、IgG1やIgG3がIgG4にかわる（これをクラススイッチと呼んでいます）と、IgG抗体を介したNK細胞の攻撃力を削ぐ結果となります。

また、一般的にウイルス感染細胞に結合したIgGには補体であるC1qが結合し、これをきっかけに様々な補体成分が集結して感染細胞に穴を開けてしまうことも第三章（図３－３）で説明しました。しかし、ＩｇＧ４はＣ１ｑとも結合しないのです（Ｒｅｆ．24）。さらにＩｇＧ４は他の抗体の作用を邪魔をするという性質もあります。

なお、ＩｇＧ４にはウイルスの中和活性をもっているものがあり、ＩｇＧ４すべてが新型コロナウイルスの防御に役立たないというわけではありませんが、ＩｇＧ４が増えてくるとＮＫ細胞や補体と協働できなくなり、感染細胞を除去する能力が下がる可能性があります。

このように、ＩｇＧ４が増えるとスパイクタンパクを標的とした免疫反応が抑えられてしまうので、炎症反応も軽くなります。捉え方をかえると、症状が抑えられている（発症を予防している）ことになってしまいます。実際に、論文ではＩｇＧ４の増加が「発症予防に寄与する」と書いています（Ｒｅｆ．23）。しかし、発症を抑える働きもあるのですが、感染細胞を除去する能力が下がり、ウイルスの増殖を抑えられずに、スパイクタンパクによる傷害やウイルス自身がもつ細胞傷害性によって、感染者は弱っていく可能性もあるのです。

このようにして発熱や呼吸器症状がなくても体のどこかでウイルスが持続感染し、その結果として、新型コロナウイルスによるものだと認識されずに亡くなる可能性があるのです。

この仮説が正しいかどうかは今のところわかりません。ワクチンを頻回接種した人とワクチンを接種していない人の、オミクロン流行以降の死亡率を比べればわかることだと思うのですが、残念ながらそのような統計は出ていませんし、国も自治体もデータの開示は渋っています。

3回目の接種でひどい副反応で苦しめられた人はいるのですが、全体的には3回目の接種は2回目と同等か、2回目よりも副反応が軽いとされました。2回目でひどい目に遭ったら3回目はもっとひどいことになりそうですが、そうならない人も多かったのです。また、接種回数を重ねても特段の副反応が見られない人もいます。そもそも副反応が毎回ひどければ、自ら進んで接種を重ねる人は少ないと思われます。

その人たちは、「体質的に副反応が起こらないのでワクチンの接種で新型コロナウイルスに対する免疫がつくからよい」と思っているのかもしれません。しかし、新型コロナウイルスに感染した細胞を除去する能力を追加接種により下げてしまっている可能性があるのです。

なぜ、人によっては3回目の接種の方が2回目よりも副反応が軽いのでしょうか。ＩｇＧ４の抗体価レベルには大きな個人差があります（Ｒｅｆ．23）。ＩｇＧ４がたくさん誘導された人は、３回目接種の副反応がこのために抑えられた可能性が考えられます。ただし、たとえば接種するワクチンがモデルナ社製からファイザー社製にかわった人では有効成分の含量の違いにより軽く済んだということもあります。

ワクチン接種によって、新型コロナウイルスに持続感染している人が増えている？

では、なぜこのような現象（スパイクタンパク特異的制御性Ｔ細胞の誘導とスパイクタンパク特異的ＩｇＧ４の誘導）が起こったのでしょうか。これも仮説になりますが、ｍＲＮＡワクチンがＬＮＰとシュードウリジン（１４６ページ）を用いた修飾ｍＲＮＡを利用したことが原因なのかもしれません。

ｍＲＮＡワクチンを接種すると、細胞に修飾ｍＲＮＡが入り、一時的にスパイクタンパクが発現します。私は当初、この現象が続くのはせいぜい1週間程度だろうと考えていました。ところが第三章で述べたように、一部の細胞においては、スパイクタンパクを発現し続けることがあることがわかりました。

なお、厚労省は現在（２０２４年6月26日確認）でも次のようにホームページに掲載しています。「ｍＲＮＡ（メッセンジャーＲＮＡ）ワクチンで注射するｍＲＮＡは、数分から数日といった時間の経過とともに分解されていきます。」この文章にはどの細胞、組織においていつまでにどの程度分解が進むのかは示されていませんし、あたかも数日ですべてが分解されるかのような印象を与えています。また、ＮＨＫは、「感染症データと医療・健康情報サイト」で（２０２４年6月26日確認）「厚生労働省は、『ｍＲＮＡ』は体内で数分から長くても数日で分解されるとしています」と掲載していますが、これは、厚労省の説明を読み違えたミスリードです。

先述したように、私たちは胎児期から胸腺教育を受けて、自分を攻撃する細胞傷害性Ｔ細胞を取り除きますが、完全に取り除くことをしません。この自己反応性細胞傷害性

T細胞が、何らかのきっかけで新たにつくられたり、急激に増えたりすると、その場合は自己免疫疾患になってしまいます。そのために制御性T細胞が細胞傷害性T細胞の攻撃を抑える仕組みが備わっています。言い方をかえると、不都合な細胞傷害性T細胞の暴走を、抑制性T細胞を誘導することで自分を守っているのです。

抗体もまた同じで、基本的には自分の細胞の抗原に結合する抗体（自己抗体）はつくられないのですが、何らかのきっかけでつくられてしまったら、自己免疫疾患になってしまいます。自己抗原を認識するIgG1やIgG3抗体ができると自分の細胞はNK細胞や補体で攻撃されてしまいます。抗体の量を下げられればよいのですが、それができない場合、ヒトはIgG1やIgG3をIgG4にクラススイッチすることで、最悪の事態を回避している可能性があります。自己免疫疾患の患者でIgG4の量が多くなることが知られているのですが、IgG4が悪さをしているというよりも、IgG4にクラススイッチすることで過剰な炎症反応を回避しているのではないでしょうか。

今回のmRNAワクチンでは細胞にmRNA‐LNP粒子を取り込んだ体の至るところでスパイクタンパクがつくられるのですが、スパイクタンパクの発現が持続するとなると、生体側は「自分は自己免疫疾患になりつつあるのではないか」と誤認して、制御性T細胞を誘導し、さらにIgG1やIgG3抗体を炎症が起きにくいIgG4にかえるのではないでしょうか。そのように考えると、mRNAワクチンで制御性T細胞やIgG4抗体が誘導されるのは、実は正常な免疫反応ともいえます。

この仮説が正しければ、ワクチン接種者では新型コロナウイルスに持続感染している人が増えているはずです。ただし、持続感染が増えているなら、もっとPCR陽性者数が増えているはずではないかという反論があると思います。

私が主張しているのは、呼吸器であまりウイルスが増えておらず（呼吸器症状を伴わずに）、他の臓器や組織でウイルスが増えて、その結果、感染者がダメージを受けるというものです。新型コロナウイルスの感染が疑われたとして、鼻咽頭のぬぐい液を用いてPCRを行ったとしても、腸管のみで増えている人は陰性になってしまいます。その場合はあくまでも肛門スワブ（糞便）サンプルからのPCRをしないと感染しているかはわかりません。また、新型コロナウイルス感染症をまだ呼吸器だけの感染症と考えているならば、PCRの検査もしないかもしれません。実際の感染者は増えていたとしても、ＰＣＲ陽性者として見つけ出せていない可能性があります。

第10波は２０２４年２月にピークアウトしており、２０２４年５月末の段階では、感染者数の報告は低いレベルにとどまっています。ところが、札幌市の下水中に含まれる新型コロナウイルスのＲＮＡの量の推移を見ると、２０２４年５月末でも非常に高い値が続いています。驚くべきことに第９波のピークよりも、第10波が収まった今（２０２４年５月）の方が下水中の新型コロナウイルスのＲＮＡのコピー数は多いのです。このことは、呼吸器症状を呈さずに腸管で持続感染している人が増えている証拠なのかもしれません。また、新型コロナウイルス自体が、より腸管で持続感染しやすいものに変異している可能性もあります。

以上、私の仮説を述べましたが、これが正しいかは今のところ不明です。ｍＲＮＡワクチンを頻回接種した人と接種していない人で、糞便中に新型コロナウイルスのＲＮＡがどれだけ存在し、持続感染しているかを調べることが必要です。また、行政が死亡者のワクチン接種歴のデータを公表すれば、この仮説を検証することができると考えられます。

この章で私が伝えたいのは、２０２２年に10万人以上の超過死亡が出ており、その過剰な死は２０２３年も２０２４年の現在も高レベルで推移している原因を究明する必要があるということです。もちろんｍＲＮＡワクチンが原因でない可能性もあります。しかし、私が述べた仮説通りのことが起こっていれば、ｍＲＮＡワクチンの頻回接種が超過死亡の原因である可能性も否定できないのです。今後、ｍＲＮＡワクチンの技術を他のウイルス感染症にも応用して行くのであれば、私が述べた懸念が起こっていないことを証明する必要があると思います。

ところが、２０２４年6月25日の武見厚労大臣の記者会見で、藤江成光氏が、「２０２２年に引き続き、２０２３年もコロナや高齢化で説明できない日本人の謎の大量死が起きているが、この原因について厚労省ではどのように考えているのか」と質問したのに対し、大臣は、「高齢化による影響も考えられるが、その要因を人口動態調査の結果から具体的に把握することはちょっと難しい」と答弁するにとどまり、「（原因を）さらに詳細に解明する必要はこれ以上ないだろう」と述べ、死亡者数の増加の原因解明に後ろ向きである姿勢を明確にしています。

第五章

誰がつくったのか？

ウイルスは簡単につくることができる

第二章で、新型コロナウイルスが人工であるかどうかについて述べました。私は最初に出現した武漢型についてはよくわからなかったものの、その後に次々と現れた変異体の出現時の変異パターンが不自然であることから、オミクロンを含む多くの変異体が人工的につくられたウイルスである可能性が極めて高いと判断しました。

武漢型が人工であるかについては、国内では当初から掛谷英紀先生が追っているのですが、先生の話を伺い、様々な研究者の論文や論文のプレプリントを読む限り、人工である可能性が高いようです。しかし、決定的な証拠や証言が出てくるにはまだ時間がかかりそうです。

私がアメリカ在住のウイルス研究者に新型コロナウイルスの起源に関する見解を尋ねたところ、「武漢型は人工である可能性が高いと考えている。その後の変異体については配列を追ってもいないし、人工であるとは考えたこともない」、「なぜそんなものをわざわざつくる必要があるのか？」と言われました。

しかし、変異体の配列データを見せたところ、とても驚いていました。私が、「変異を追っていればすぐに不自然であることがわかるのに、アメリカでは裏でも議論されていないのか？」と質問したところ、「新型コロナウイルスは過去のものとして関心が失われてしまった。もはや多くの人は変異を追っていないのではないか」と。実際は、変異パターンを解析した結果についての論文は数多く出ていますが、大変異のメカニズムについては不明のままです。

イギリス在住の別のウイルス研究者も、私たちの論文を読むまでは各変異体の変異パターンが極度に非同義置換に偏っていることを知らず、驚きを隠しませんでした。

そのことはほとんどのウイルス研究者がすでに知っていることだと認識していたのですが、私の周囲の研究者は新型コロナウイルスの起源については関心がなかったのか、知らなかったのです。

第一章では、武漢型が人工だという説が最初に出回った時に、私も「新型コロナウイルスは人工ウイルスではないだろう」という考えであったことを述べました。多くの研究者は、新型コロナウイルスは人工物ではないと断定したNature Medicineの論文（Ref.12）が出ていたので、考えることもしなかったのかもしれません。

ウイルス研究者は分子生物学的手法で、人工的にウイルスをつくることができます。レトロウイルスをつくり出す方法については、PHP新書の前著『なぜ私たちは存在するのか』で説明したので割愛します。レトロウイルスは比較的簡単につくり出すことができますが、コロナウイルスはRNAウイルスで、しかもゲノムが非常に長いため、レトロウイルスの人工合成よりも難しいのは確かです。しかし、最近は比較的簡単にコロナウイルスを人工合成する細かな手順が確立されています。

国内においても、大阪大学微生物病研究所と北海道大学大学院医学研究院のグループがわずか2週間で新型コロナウイルスを人工合成できる方法を確立しています（Ref.25）。この方法では、まず、新型コロナウイルスのゲノムを八つに分割してDNAを合成し、それをCPER（Circular Polymerase Extension Reaction）法と呼ばれる特殊なPCR法でつなげて、新型コロナウイルスの設計図であるRNAのもとになるDNAを増やします。そのDNAを細胞にトランスフェクション法とよばれる手法で導入すると、DNAから新型コロナウイルスのRNAが転写され、細胞導入後約7日で感染性のあるウイルスを回収することができます。

このように、新型コロナウイルスは人工合成する方法が確立されているので、細かいノウハウはあるにせよ、試行錯誤を繰り返したり、人工合成ができる人から指導を受ければ、大学院学生や学部学生でもつくることはできると思います。

機能獲得実験――人工的に変異を起こす

分子レベルでウイルスを研究している私たち研究者は、日常的にウイルスや疑似ウイルス（シュードウイルスと呼んでいます）を人工合成して実験をしています。遺伝子工学の方法を用いて、遺伝子配列の任意の場所に変異を導入することが容易にできます。なぜ変異を導入する実験をするのかというと、ウイルスのタンパク質の機能を調べるためです。新たに起きる変異の多くはウイルスにとっては不利なものです。しかし、変異によってはウイルスの性質ががらりとかわったり、体内での増殖性があがることもあります。

変異を人為的に入れることでウイルスの性質がかわれば、その遺伝子の機能がわかるということです。これを機能獲得実験と呼ぶ人もいるのですが、そもそもウイルス研究者はこれを機能獲得実験とは呼んでいません。

一つ例を挙げます。あるウイルスＡが非病原性で、あるウイルスＢが神経病原性であった場合を考えます。まず、ＡとＢの大まかなキメラウイルスをつくります。そして、できたウイルスを感受性のある動物に接種して、神経病原性を調べます。これにより神経病原性を規定する遺伝子の領域がわかります。次いでウイルスＡとウイルスＢ両者の塩基配列を比較して、アミノ酸がかわる変異をピックアップします。そして、絞り込んだ領域内で病原性があるＢにみられたアミノ酸変異を、非病原性のウイルスＡにひとつひとつ導入します。できたウイルスを感受性動物に接種することで、どのアミノ酸変異が神経病原性ウイルスに変化するために必要だったのかを明らかにすることができるのです。

このようにウイルスに変異を導入することで、どのようにして性質が変わるウイルスができたのかを調べます。これらの実験では、変異を導入することでまったく新しい機能をウイルスに付与しているわけではありません。自然に新しい機能（ここでは神経病原性が発現すること）を獲得した変異ウイルスを調べて、ウイルスがどのように変異したら病原性を発揮するのかを調べているだけです。

ところが、もしこの変異をまったく別のウイルスに導入したらどうなるでしょうか。たとえば、先程のウイルスに似た別のウイルスに、実験でわかった神経病原性に関与する変異を導入しようとしたらどうなるでしょうか。この場合、神経病原性のあるウイルスを新たにつくることを目的としているので、機能獲得実験とみなされてもおかしくありません。現実には、予想どおりにはならずに神経病原性にならないこともあるのですが、予想に反する結果が得られた場合でも、神経病原性の新しいウイルスをつくろうと「画策して」実験していたのであれば、機能獲得実験とみなされるでしょう。

また、ランダムに変異を導入して、どの変異が増殖性を高めるのかを調べる実験はどうでしょう。この場合、増殖性を高めることを目的に変異を導入しているので、機能獲得実験とみなされるかもしれません。

第二章で述べたように、新型コロナウイルスのスパイクタンパクには、他のコロナウイルスと比較して、フリン切断部位が挿入されていることがわかりました。仮に、フリン切断部位をもっていないコロナウイルスのスパイクタンパクに、フリン切断部位を人為的に導入する実験をするのであれば、これは機能獲得実験とみなされてもおかしくはないでしょう。なぜなら他のコロナウイルスでこのフリン切断部位が導入されると細胞への感染力があがることがすでにわかっていたからです。

武漢型は、フリン切断部位をもっていないキクガシラコウモリ由来コロナウイルスに人為的にフリン切断部位を挿入した形跡が見られるため、機能獲得実験をしたのではないかと疑われているわけです。このフリン切断部位は連続した12個の塩基（四つのアミノ酸、プロリン-アルギニン-アルギニン-アラニン）の挿入によるものでした。

では、挿入変異ではなく、他のアミノ酸への点変異はどうでしょうか。もしも、すでにSARSコロナウイルスで性質がかわること（感染性をあげるなど）がわかっている変異を、別のコロナウイルスに導入したとしたら、これも機能獲得実験とみなされます。

「事故説」には懐疑的

新しくウイルスを作成する場合は、国内においては、文部科学大臣の許可が必要です。これを一般に「大臣確認」と呼んでいます。病原性を上げたり、増殖能が上がるような機能獲得実験は許可が下りないわけではありませんが、普通の組換え実験よりも厳しく審査されます。

研究者は実験計画を提出する時、変異の導入によって病原性が上がるか下がるかはっきりしない場合は、「変異の導入により病原性が強くなることは考えられない」と申請書に記入して許可を取ることが多いと思います。もし変異の導入により病原性が強くなることが予想されると書いたら、許可が下りない可能性が高くなるからです。審査員もすべてのウイルスの変異についてわかっているわけではないので、申請書の内容を信じるしかないのかもしれません。

また、弱毒化を狙った実験でも、意に反して強毒になることも考えられます。私たち研究者は仮説をたて、得られる結果を予想しながら実験をしますが、最初からすべてを見通すことはできないのです。私の経験では多くは仮説どおり、予測どおりになりません。変異を入れたり、外来遺伝子を導入することでどのような性質に変わるかというのは、やってみなければわからないことが多いのです。

国内の審査が厳しい場合は、より審査基準の緩い国で、その国の研究者の助けを借りて実験することもあるでしょう。新型コロナウイルスが中国・武漢市のウイルス研究所でつくられたのだとしたら、規制が厳しい国からの依頼であった可能性もあります。今のところ、武漢ウイルス研究所では、アメリカの研究者の指示によって実験をしていたのではないかという説が有力です。それが事故で実験室から漏れたのか、あるいは故意にばらまかれたのかということですが、私は今となっては故意の可能性が高いと考えています。

武漢型の新型コロナウイルスだけが流行したのだとしたら、事故説も有力なのですが、その後出現した変異体がいずれも人工ウイルスである可能性が高く、それが都合のよいタイミングで次々と事故で漏れたとは到底考えられないからです。

もちろん、絶対に事故でウイルスが漏れることはないと断言することはできませんが、ＢＬＳ－４の物理的封じ込めはとても厳密であって、しっかりと手順どおりに管理していればウイルスが漏れることはないと思います。もし漏れるとしたら、実験者が感染し、それに気付かずにいたというケースになるのですが、私はその可能性もかなり低いと思います。しっかりとトレーニングされた人が、ＢＳＬ－３やＢＳＬ－４レベルのウイルスに感染することはまずないことだと思います。ましてや、次々と感染事故が起こり、ウイルスが漏れたとは考えづらいです。

推測「ワクチンとウイルスはセットで開発された」

仮に新型コロナウイルスの武漢型と主な変異体が人工的につくられてばらまかれたものだとしたら、これはとてつもなく重い犯罪です。生物兵器は生物兵器禁止条約でつくることも保持することも禁じられています。この条約には日本はもちろんのこと、中国もアメリカも批准《ひじゅん》しています。新型コロナウイルスが人工である可能性が考えられるのであれば、しっかりと調査すべきだと思うのですが、合成したと疑われている国が大国であれば調査できないのかもしれません。

私はｍＲＮＡワクチンと新型コロナウイルスはセットで計画されていたのではないかと疑っています。もちろん、決定的な証拠があるわけではないのですが、あまりにも早くｍＲＮＡワクチンが世界市場に投入されたことから、事前に周到に準備していたのではないかと思ってしまいます。証拠がないことを騒ぎ立てるのはそれこそ陰謀論になってしまうので強く言えませんが、ｍＲＮＡワクチンを巡る動きも私の目にはとても不可解なものに映っていました。

第三章で述べましたが、ｍＲＮＡワクチンをたとえ8割の人に接種しても、新型コロナウイルスを封じ込めることはできないと初めから考えていました。これは旧型のかぜコロナウイルスの知見から推測されることでした。また、スパイクタンパクを標的にしたワクチンは、抗体によるＡＤＥの危険性があったのにもかかわらず、推進派たちは中和抗体が誘導されることをことさらに強調していました。

日本政府も最初は2回ワクチンを接種したら新型コロナウイルスに打ち勝つ（おそら

く終息に持ち込める）と喧伝《けんでん》していたのですが、その一方で、ワクチンメーカーと８億８０００万回分もの購入契約をしていました。このことから政府は、最初からこのワクチンを定期接種することを承知していたものと思われます。

他にも、ＰＣＲ検査とその検査結果によって収容、隔離する政策も私にとっては不可解なものでしたし、ステイ・ホームやソーシャル・ディスタンスの政策もまったく理解できませんでした。アメリカで新型コロナウイルス感染症対策を指導していたアンソニー・ファウチ氏も、今年に入って次のように証言しています。「連邦政府保健当局が推進した〝６フィート間隔〟の社会的距離の推奨は、おそらくデータに基づいていない。なんとなく思いついただけなのだ（〝6 feet apart〟 social distancing recommendation promoted by federal health officials was likely not based on any data. It sort of just appeared.)」（２０２４年1月9日アメリカ連邦議会下院特別小委員会）。

新型コロナ対策・健康危機管理担当大臣を務めていた山際《やまぎわ》大《だい》志《し》郎《ろう》議員は東大の後輩にあたり、面識があったので、面談することができました。私がＰＣＲ検査やワクチン政策はおかしいのではないかと指摘したのに対し、大臣は、他の国と基準や対策を合わせる必要があると言っていました。私は、日本は欧米に比べて格段に被害が少なく状況が異なるので、日本独自の対策で良かったのではないかと今でも考えています。国内には優秀なウイルス研究者がたくさんいるのですから、対応できたはずです。単なる責任逃れで海外の対策を基準にしていた可能性もありますが、おそらく今回の「コロナ騒動」は海外から政府への働きかけが強く、政府はそれに流されてしまった、もしくは便乗したのかもしれません。

職を賭しても伝えたいことがある

2023年9月27日に仙台市でチラシを配った時の映像が、YouTubeで流れ話題になりました。藤江成光氏が録画してYouTubeにアップしたものです。

私は、「職を賭しても伝えたいことがある。新型コロナウイルスは人工でつくられ、ワクチンも連動している可能性がある」と訴えました。このコロナ騒動とmRNAワクチン政策の理不尽さを理解するためには、新型コロナウイルスが人工的につくられたことを理解しないとならないのではないかという強い思いからの行動でした。この映像は、『そこまで言って委員会NP』（読売テレビ）で放送され、10月8日と12月3日放送分ではオミクロン人工説について詳しく説明する機会を得ることができました。

実はその頃、私は所属する大学で再任審査を受けている最中でした。私が「職を賭しても伝えたいことがある」と仙台市で言ったのはそのことも影響しています。私はとても追い詰められた状況にありました。新型コロナウイルスが人工であることを公言したら、再任が危うくなる可能性が高いことは自分でもわかっていたのですが、このことは全国民が知っておくべきだと思ったのです。

『そこまで言って委員会NP』の放映により、新型コロナウイルス人工説があることは一定数の国民に伝わりましたが、それでも、ほとんどの人は無関心であり、そんなことはないだろうと受け止めているようでした。職場での再任審査結果は、10月23日に不可の通知を研究所所長から受け、2024年5月15日をもって退職することになりました。

2024年5月12日には京都大学百周年記念大ホールで最終講義を行いました。外部の方からたくさんの聴講希望があり、外部向けの予約席が半日で埋まってしまったのとは対照的に、大学内部の聴講者は数十名にとどまりました。私は、京都大学の学生にたくさん来てほしかったのですが、学内での告知すら許可されず寂しい思いをしました。

講演では2時間程かけて私の研究歴をお話ししました。最後には、「京都大学の学生、教職員に伝えたいこと」と題して、一枚のスライドを皆さんにお示ししました。

これは講演当日、講演の直前に研究室でひとり机に向かい、その時の思いを率直に箇条書きしたものでした。練りに練って考えたものではありません。なお、番号は後で振ったものです。

京都大学の学生、教職員に伝えたいこと

1）研究と言論の自由を保障しなければ大学の未来はない。
2）頭の良い人こそ、国全体のことを第一に考えて欲しい。
3）利他の精神ですべてに優しくあれ。

4）京都大学出身は人生において不利になる可能性もあることを忘れない。
5）自分がやらなければならないことからは決して逃げないで欲しい。
6）京都大学らしさを追求して欲しい。
7）常識を常に疑え。論文や教科書を鵜呑みにしない。

私にとってはどれもが伝えたかったメッセージですが、その中でもずっと学生や教職員に伝えたかったことは、5）の「自分がやらなければならないことからは決して逃げないで欲しい」ということでした。

拙著『ウイルス学者の責任』にも書いたことですが、国立大学法人の教員は国から給料が出ています。私は国費で二度も海外留学をさせてもらい、国によって育ててもらいました。私には国立大学法人の教員として、常に公共の利益を考え、国民の困難には真摯に対応しなければならないという思いがありました。特に、起こっている問題が自分の専門に関わることであり、代役もいなかったとしたら立ち向かうしかないのです。私はこれまでも国民の様々な要望に応えてきたことを自負しています。自分の研究だけをしていれば、確かに研究はもっと進んだのかもしれません。しかし、それでは国立大学法人の教員としての基本的責務は果たせていないと考えていました。

もっと京都大学で研究を続けたい気持ちはとても強くありましたが、私としては、私がやるべきことだと信じたことを、しっかりやって退職するのですから悔いはないし、それで定年前に退職に追い込まれたことは決して恥ずべきことではなく、自分に対して胸を張れることだと思っています。

退職が決まってからは、今後のことをいろいろと考えました。再就職の活動がうまくいかず、何度もアカデミアからの「完全引退」の4文字が頭をよぎりました。しかし、たくさんの研究を続けて欲しいという声援を頂き、その声に支えられる形で、この度研究所を設立することになりました。名称は「一般社団法人京都生命科学研究所」です。小さな、共同オフィスからのスタートです。今後は寄附を募り、これまでどおり細胞やウイルスなどを扱える研究室を再建したいと思っています。多額の費用がかかるので、とても厳しい道のりになりますが、諦めずにチャレンジしたいと考えております。

あとがき

科学は何のためにあるのでしょうか？　答えは千差万別だと思いますが、私は常日頃からこのように考えています。

「科学は、より良く生きるためにある」と。科学によって真実を知ることで、より良く生きることができるようになるはずだということです。

本来の科学は純粋に自然界の法則を知るためのものでした。それにより、人間は自然に対して畏敬《いけい》の念を抱き、自然と調和した行動をとるようになるのだと思います。それこそが、人間がより良くより長く地球に存続するために必要なことだと思います。この思いを込めて『京大　おどろきのウイルス学講義』と『なぜ私たちは存在するのか』（ともにＰＨＰ新書）を上梓《じょうし》してきました。

科学から得られた知識を応用して便利な物やサービスを生み出すことは、本来良いことだと思います。しかし、時に科学の進歩は思わぬ方向に進むことがあります。

物理学の進歩によって、核分裂反応で大きなエネルギーが放出されることがわかると、原子爆弾がつくられました。原子爆弾は1945年に広島市と長崎市に投下され、その年だけで広島市で14万人、長崎市で7万人が亡くなったと推計されています。現在でも核保有国がもつ軍事的に備蓄されている核弾頭数は9585（2024年1月時点、『SIPRI YEARBOOK2024』より）あります。核の使用が戦争終結に有効だったとされ、戦争抑止力としても正当化されてしまっています。

分子生物学が発展し、ウイルス学と免疫学は分子生物学の手法を用いて、より細かな解析ができるようになりました。ウイルスがどのようにして増えるのか、私たちは免疫によってどのようにして守られているのかなどがわかるようになりました。ワクチンもそうです。分子生物学が生み出した技術で、抗原となるタンパク質を大腸菌や昆虫、ほ乳類の細胞で大量に生産することが可能になり、より安全で効果の高いワクチンの開発につながりました。このことはまったく悪いことではありません。人間がより良く生きるように役に立っています。

しかし、新型コロナウイルスが人工であり、mRNAワクチンを広めるため、そしてその先のｍＲＮＡ製剤の普及のために新型コロナウイルスが利用されたのだとすれば、これは紛れもなく犯罪です。本書で述べたように、私は新型コロナウイルスが人工である可能性は高いと考えています。新型コロナウイルスの感染により世界で７０５万人を越える人が亡くなっています（WHO Data　２０２４年6月9日時点）。現段階で、「人工ウイルス説」は仮説ではありますが、「人工ウイルスの流出、あるいは意図的拡散が行われた」という科学的な疑義が生じた場合は、真摯に議論し、本当であれば犯罪者を探し出して裁き、同じことが繰り返されないようにしなければなりません。

ｍＲＮＡワクチンによる健康被害も深刻です。国が設けた予防接種健康被害救済制度では、ｍＲＮＡワクチンによる死亡認定者がすでに６６８人にのぼっています（２０２４年6月21日公表分まで）。それにもかかわらず、国はいまだに「ｍＲＮＡワクチンは安全なワクチンである」というスタンスを変えていません。因果関係の証明が極めて困難であることは初めからわかっていたのです。厚生科学審議会予防接種・ワクチン分科会副反応検討部会においては、「現時点においてはワクチンの安全性にかかわる新たな懸念は認められないと考えられる」と繰り返し、現実の被害状況から目を背けたままです。

さらに、戦後例がない程の超過死亡が出ています。これだけの大量死が国内で起こっている原因を政府は真剣に探ろうとしません。少なくともmRNAワクチンによるものではないと政府は明言していますが、果たしてそれは真実なのでしょうか。

戦後生まれの私たちは、第二次世界大戦を教科書で学び、「もう同じ過ちは繰り返さない」と思ってきました。厚労省合同庁舎前には薬害エイズ事件の後に「誓いの碑」が建てられています。悲惨な薬害を繰り返さないために「最善の努力をかさねていく」と刻まれています。これからはどんなことが起こっても、途中で立ち止まって考える勇気をもつことを私たちは学んできたはずです。mRNAワクチンについて、検証せずに進んでしまうのだとしたら、何も学んでこなかったということです。

新型コロナウイルスが発生して4年以上が経ちました。今、世の中は新型コロナウイルスに関してのみいえば以前よりは落ち着いてきましたが、私の目には混乱は始まったばかりではないかとすら映っています。

私はもちろんそうならないことを望んでいます。本書が皆様の考えるきっかけになれば幸いです。

【謝辞】
本書には、元国会議員秘書でジャーナリストである藤江成光氏がまとめた図表を4点引用しました。本書を執筆するにあたり、使用を許可して頂いたことを感謝いたします。

（mRNAワクチン接種後長期間スパイクタンパクが血中に検出される）

第四章　超過死亡とmRNAワクチン

22. Franco A, Song J, Chambers C, Sette A, Grifoni A. (2023). SARS-CoV-2 spike-specific regulatory T cells (Treg) expand and develop memory in vaccine recipients suggesting a role for immune regulation in preventing severe symptoms in COVID-19. *Autoimmunity* **56(1)**: 2259133.（mRNAワクチンによりナイーブCD4陽性T細胞からスパイクタンパク特異的な制御性T細胞が増殖する）
23. Irrgang P, Gerling J, Kocher K, Lapuente D, Steininger P, Habenicht K, Wytopil M, Beileke S, Schäfer S, Zhong J, Ssebyatika G, Krey T, Falcone V, Schülein C, Peter AS, Nganou-Makamdop K, Hengel H, Held J, Bogdan C, Überla K, Schober K, Winkler TH, Tenbusch M. (2023). Class switch toward noninflammatory, spike-specific IgG4 antibodies after repeated SARS-CoV-2 mRNA vaccination. *Sci. Immunol.* **8(79)**: eade2798.（mRNAワクチンを2回以上接種するとスパイク特異的抗体であるIgG1やIgG3がIgG4へクラススイッチする）
24. Rispens T, Huijbers MG. (2023). The unique properties of IgG4 and its roles in health and disease. *Nat. Rev. Immunol.* **23(11)**: 763-778.（IgG4の性質に関する総説）

第五章　誰がつくったのか？

25. Torii S, Ono C, Suzuki R, Morioka Y, Anzai I, Fauzyah Y, Maeda Y, Kamitani W, Fukuhara T, Matsuura Y. (2021). Establishment of a reverse genetics system for SARS-CoV-2 using circular polymerase extension reaction. *Cell Rep.* **35(3)**: 109014.（新型コロナウイルスを短期間に人工合成する新しい方法を開発）

参考文献は203ページから始まります。

time course of the immune response to experimental coronavirus infection of man. *Epidemiol. Infect.* **105(2)**: 435-446.（ヒトコロナウイルス229Eのヒトへの実験感染）

17. Chemaitelly H, Ayoub HH, AlMukdad S, Coyle P, Tang P, Yassine HM, Al-Khatib HA, Smatti MK, Hasan MR, Al-Kanaani Z, Al-Kuwari E, Jeremijenko A, Kaleeckal AH, Latif AN, Shaik RM, Abdul-Rahim HF, Nasrallah GK, Al-Kuwari MG, Butt AA, Al-Romaihi HE, Al-Thani MH, Al-Khal A, Bertollini R, Abu-Raddad LJ. (2022). Protection from previous natural infection compared with mRNA vaccination against SARS-CoV-2 infection and severe COVID-19 in Qatar: a retrospective cohort study. *Lancet Microbe* **3(12)**: e944-e955.（カタールにおけるSARS-CoV-2感染および重症COVID-19に対するmRNAワクチン接種と過去の自然感染からの防御との比較）
18. Shimizu K, Iyoda T, Sanpei A, Nakazato H, Okada M, Ueda S, Kato-Murayama M, Murayama K, Shirouzu M, Harada N, Hidaka M, Fujii SI. (2021). Identification of TCR repertoires in functionally competent cytotoxic T cells cross-reactive to SARS-CoV-2. *Commun. Biol.* **4(1)**: 1365.（SARS-CoV-2に交差反応する細胞傷害性T細胞におけるTCRレパートリーの同定）
19. Parry PI, Lefringhausen A, Turni C, Neil CJ, Cosford R, Hudson NJ, Gillespie J. (2023). 'Spikeopathy': COVID-19 spike protein is pathogenic, from both virus and vaccine mRNA. *Biomedicines* **11(8)**: 2287.（「スパイク病」に関する総説）
20. Yonker LM, Swank Z, Bartsch YC, Burns MD, Kane A, Boribong BP, Davis JP, Loiselle M, Novak T, Senussi Y, Cheng CA, Burgess E, Edlow AG, Chou J, Dionne A, Balaguru D, Lahoud-Rahme M, Arditi M, Julg B, Randolph AG, Alter G, Fasano A, Walt DR. (2023). Circulating spike protein detected in post-COVID-19 mRNA vaccine myocarditis. *Circulation* **147(11)**: 867-876.（遊離のスパイクタンパクがワクチン後の心筋炎を誘発する）
21. Bansal S, Perincheri S, Fleming T, Poulson C, Tiffany B, Bremner RM, Mohanakumar T. (2021). Cutting Edge: Circulating exosomes with COVID spike protein are induced by BNT162b2 (Pfizer-BioNTech) vaccination prior to development of antibodies: A novel mechanism for immune activation by mRNA vaccines. *J. Immunol.* **207(10)**: 2405-2410.

lope sequence clades. *J. Virol.* **71(6)**: 4241-4253.（HIV-1, HIV-2, SIV AGM, FIVのdN/dS解析）
8. Arakawa, H. (2022). Mutation signature of SARS-CoV-2 variants raises questions to their natural origins. (https://doi.org/10.5281/zenodo.6601991)（プレプリント〔zenodo〕）（SARS-CoV-2の不自然な進化）
9. Kakeya, H., & Matsumoto, Y. (2022). A probabilistic approach to evaluate the likelihood of artificial genetic modification and its application to SARS-CoV-2 Omicron variant. (https://doi.org/10.5281/zenodo.7066413)（プレプリント〔zenodo〕）（SARS-CoV-2の不自然な進化）
10. Laude H, Godet M, Bernard S, Gelfi J, Duarte M, Delmas B. (1995). Functional domains in the spike protein of transmissible gastroenteritis virus. *Adv. Exp. Med. Biol.* **380**: 299-304.（ブタコロナウイルスのスパイクタンパクの変異により症状〔消化器症状と呼吸器症状〕が変わる）
11. Das Sarma J, Fu L, Hingley ST, Lai MM, Lavi E. (2001). Sequence analysis of the S gene of recombinant MHV-2/A59 coronaviruses reveals three candidate mutations associated with demyelination and hepatitis. *J. Neurovirol.* **7(5)**: 432-436.（マウスコロナウイルスのスパイクタンパクの変異により症状〔肝炎と脳炎〕が変わる）
12. Andersen KG, Rambaut A, Lipkin WI, Holmes EC, Garry RF. (2020). The proximal origin of SARS-CoV-2. *Nat. Med.* **26(4)**: 450-452.（SARS-CoV-2の起源は人工ではない理由）
13. 掛谷英紀 「新型コロナ 研究所起源 人工合成=ついに動かぬ証拠！」『WiLL』2024年4月号 205頁－213頁.
14. Tanaka, A., & Miyazawa, T. (2023). Unnatural evolutionary processes of SARS-CoV-2 variants and possibility of deliberate natural selection. (https://doi.org/10.5281/zenodo.8361577)（プレプリント〔zenodo〕）（SARS-CoV-2の不自然な進化）

第三章　mRNAワクチンの様々な問題

15. Wen J, Cheng Y, Ling R, Dai Y, Huang B, Huang W, Zhang S, Jiang Y. (2020). Antibody-dependent enhancement of coronavirus. Int. *J. Infect. Dis.* **100**: 483-489.（コロナウイルスの抗体依存性増強〔ADE〕に関する総説）
16. Callow KA, Parry HF, Sergeant M, Tyrrell DA. (1990). The

参考文献

第一章 「人工ウイルスではないだろう」と思っていた

1. Dunn KJ, Yuan CC, Blair DG. (1993). A phenotypic host range alteration determines RD114 virus restriction in feline embryonic cells. *J. Virol.* **67(8)**:4704-4711.（感染した細胞の糖鎖修飾の違いによってウイルスの性質が変わる）

第二章 オミクロン変異体は人工物か

2. Hamre D, Procknow JJ. (1966). A new virus isolated from the human respiratory tract. *Proc. Soc. Exp. Biol. Med.* **121(1)**:190-193.（ヒトコロナウイルス229Eの分離）
3. Hamre D, Kindig DA, Mann J. (1967). Growth and intracellular development of a new respiratory virus. *J. Virol.* **1(4)**: 810-816.（ヒトコロナウイルス229Eの性状解析）
4. Nakagawa S, Miyazawa T. (2020). Genome evolution of SARS-CoV-2 and its virological characteristics. *Inflamm. Regen.* **40**: 17.（様々な動物およびヒト由来コロナウイルスの分子系統解析）
5. Lam TT, Jia N, Zhang YW, Shum MH, Jiang JF, Zhu HC, Tong YG, Shi YX, Ni XB, Liao YS, Li WJ, Jiang BG, Wei W, Yuan TT, Zheng K, Cui XM, Li J, Pei GQ, Qiang X, Cheung WY, Li LF, Sun FF, Qin S, Huang JC, Leung GM, Holmes EC, Hu YL, Guan Y, Cao WC. (2020). Identifying SARS-CoV-2-related coronaviruses in Malayan pangolins. *Nature* **583(7815)**: 282-285.（センザンコウ由来コロナウイルスの解析）
6. Terada Y, Matsui N, Noguchi K, Kuwata R, Shimoda H, Soma T, Mochizuki M, Maeda K. (2014). Emergence of pathogenic coronaviruses in cats by homologous recombination between feline and canine coronaviruses. *PLOS ONE* **9(9)**: e106534.（ネココロナウイルスとイヌコロナウイルスの組換え現象）
7. Bachmann MH, Mathiason-Dubard C, Learn GH, Rodrigo AG, Sodora DL, Mazzetti P, Hoover EA, Mullins JI. (1997). Genetic diversity of feline immunodeficiency virus: dual infection, recombination, and distinct evolutionary rates among enve-

PHP新書
PHP INTERFACE
https://www.php.co.jp/

宮沢孝幸［みやざわ・たかゆき］

一般社団法人 京都生命科学研究所代表理事。1964年東京都生まれ。兵庫県西宮市出身。東京大学農学部畜産獣医学科にて獣医師免許を取得。同大学院で動物由来ウイルスを研究。東大初の飛び級で博士号を取得。帯広畜産大学畜産学部獣医学科助教授、京都大学医生物学研究所准教授などを経て、2024年5月京都大学を退職。日本獣医学学会賞、ヤンソン賞を受賞。新型コロナウイルス感染症の蔓延に対し、「1/100作戦」を提唱して注目を得る。
著書に『京大　おどろきのウイルス学講義』『ウイルス学者の責任』『なぜ私たちは存在するのか』（以上、PHP新書）、『ウイルス学者の絶望』（宝島社新書）など。

新型コロナは人工物か？

パンデミックとワクチンをウイルス学者が検証する

（PHP新書 1402）

二〇二四年八月　五　日　第一版第一刷
二〇二四年九月二十日　第一版第五刷

著者——宮沢孝幸
発行者——永田貴之
発行所——株式会社ＰＨＰ研究所
東京本部——〒135-8137 江東区豊洲5-6-52
ビジネス・教養出版部 ☎03-3520-9615（編集）
普及部 ☎03-3520-9630（販売）
京都本部——〒601-8411 京都市南区西九条北ノ内町11
組版——アイムデザイン株式会社
装幀者——芦澤泰偉＋明石すみれ
印刷所
製本所——大日本印刷株式会社

ISBN978-4-569-85738-1

ＰＨＰ新書刊行にあたって

「繁栄を通じて平和と幸福を」（PEACE and HAPPINESS through PROSPERITY）の願いのもと、ＰＨＰ研究所が創設されて今年で五十周年を迎えます。その歩みは、日本人が先の戦争を乗り越え、並々ならぬ努力を続けて、今日の繁栄を築き上げてきた軌跡に重なります。

しかし、平和で豊かな生活を手にした現在、多くの日本人は、自分が何のために生きているのか、どのように生きていきたいのかを、見失いつつあるように思われます。そして、その間にも、日本国内や世界のみならず地球規模での大きな変化が日々生起し、解決すべき問題となって私たちのもとに押し寄せてきます。

このような時代に人生の確かな価値を見出し、生きる喜びに満ちあふれた社会を実現するために、いま何が求められているのでしょうか。それは、先達が培ってきた知恵を紡ぎ直すこと、その上で自分たち一人一人がおかれた現実と進むべき未来について丹念に考えていくこと以外にはありません。

その営みは、単なる知識に終わらない深い思索へ、そしてよく生きるための哲学への旅でもあります。弊所が創設五十周年を迎えましたのを機に、ＰＨＰ新書を創刊し、この新たな旅を読者と共に歩んでいきたいと思っています。多くの読者の共感と支援を心よりお願いいたします。

一九九六年十月

ＰＨＰ研究所

PHP新書

［医療・健康］

499 空腹力　石原結實
801 老けたくなければファーストフードを食べるな　山岸昌一
912 薬は5種類まで　秋下雅弘
926 抗がん剤が効く人、効かない人　長尾和宏
947 まさか発達障害だったなんて　星野仁彦／さかもと未明
1007 腸に悪い14の習慣　松生恒夫
1013 東大病院を辞めたから言える「がん」の話　大場 大
1047 人間にとって健康とは何か　斎藤 環
1053 iPS細胞が医療をここまで変える
山中伸弥［監修］／京都大学iPS細胞研究所［著］
1056 なぜ水素で細胞から若返るのか　辻 直樹
1139 日本一の長寿県と世界一の長寿村の腸にいい食事　松生恒夫
1143 本当に怖いキラーストレス　茅野 分
1156 素敵なご臨終　廣橋 猛
1173 スタンフォード大学教授が教える 熟睡の習慣　西野精治
1200 老化って言うな!　平松 類
1240 名医が実践する「疲れない」健康法　小林弘幸
1244 腰痛難民　池谷敏郎
1285 健康の9割は腸内環境で決まる　松生恒夫
1314 医療貧国ニッポン　奥 真也
1338 もしかして認知症?　浦上克哉
1339 5キロ痩せたら100万円　荻原博子
1341 60歳うつ　秋田 巌
1344 65歳からは、空腹が最高の薬です　石原結實
1346 定年後の壁　江上 剛
1360 頭がいい人、悪い人の健康法　和田秀樹
1369 職場の発達障害　岩波 明
1395 百歳まで歩ける人の習慣　伊賀瀬道也

［経済・経営］

187 働くひとのためのキャリア・デザイン　金井壽宏
379 なぜトヨタは人を育てるのがうまいのか　若松義人
450 トヨタの上司は現場で何を伝えているのか　若松義人
543 ハイエク 知識社会の自由主義　池田信夫
587 微分・積分を知らずに経営を語るな　内山 力
594 新しい資本主義　原 丈人
752 日本企業にいま大切なこと　野中郁次郎／遠藤 功
852 ドラッカーとオーケストラの組織論　山岸淳子
892 知の最先端　クレイトン・クリステンセンほか［著］／
大野和基［インタビュー・編］

901 ホワイト企業 高橋俊介
932 なぜローカル経済から日本は甦るのか 冨山和彦
958 ケインズの逆襲、ハイエクの慧眼 松尾 匡
985 新しいグローバルビジネスの教科書 山田英二
998 超インフラ論 藤井 聡
1023 大変化——経済学が教える二〇二〇年の日本と世界 竹中平蔵
1027 戦後経済史は嘘ばかり 髙橋洋一
1029 ハーバードでいちばん人気の国・日本 佐藤智恵
1033 自由のジレンマを解く 松尾 匡
1080 クラッシャー上司 松崎一葉
1084 セブン-イレブン1号店 繁盛する商い 山本憲司
1088 「年金問題」は嘘ばかり 髙橋洋一
1114 クルマを捨ててこそ地方は甦る 藤井 聡
1136 残念な職場 河合 薫
1162 なんで、その価格で売れちゃうの? 永井孝尚
1166 人生に奇跡を起こす営業のやり方 田口佳史/田村 潤
1172 お金の流れで読む 日本と世界の未来
ジム・ロジャーズ[著]/大野和基[訳]
1174 「消費増税」は嘘ばかり 髙橋洋一
1175 平成の教訓 竹中平蔵
1187 なぜデフレを放置してはいけないか 岩田規久男
1193 労働者の味方をやめた世界の左派政党 吉松 崇
1198 中国金融の実力と日本の戦略 柴田 聡
1203 売ってはいけない 永井孝尚
1204 ミルトン・フリードマンの日本経済論 柿埜真吾
1220 交渉力 橋下 徹
1230 変質する世界 Voice編集部[編]
1235 決算書は3項目だけ読めばいい 大村大次郎
1258 脱GHQ史観の経済学 田中秀臣
1265 決断力 橋下 徹
1273 自由と成長の経済学 柿埜真吾
1282 データエコノミー入門 野口悠紀雄
1295 101のデータで読む日本の未来 宮本弘曉
1299 なぜ、我々はマネジメントの道を歩むのか[新版] 田坂広志
1329 51のデータが明かす日本経済の構造 宮本弘曉
1337 プーチンの失敗と民主主義国の強さ 原田 泰
1342 逆境リーダーの挑戦 鈴木直道
1348 これからの時代に生き残るための経済学 倉山 満
1353 日銀の責任 野口悠紀雄
1371 人望とは何か? 眞邊明人
1392 日本の税は不公平 野口悠紀雄
1393 日本はなぜ世界から取り残されたのか サム田渕